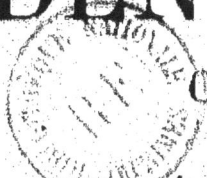

MANUEL PRATIQUE

DE

DENTISTERIE

OPÉRATOIRE

ET

NOTIONS ÉLÉMENTAIRES D'HYGIÈNE BUCCALE

ET DE THÉRAPEUTIQUE DENTAIRE

A L'USAGE DES MÉDECINS

PAR LE Dr Louis NUX

MÉDECIN-DENTISTE A TOULOUSE,

Diplômé de l'École Odontotechnique,

Lauréat de la Faculté de Médecine de Toulouse

(Prix Lefranc de Pompignan ; médaille d'or),

Ex-chef de clinique et Lauréat de l'École Dentaire de France,

Lauréat de la Société Odontologique,

Membre de la Société de Stomatologie.

DEUXIÈME ÉDITION

AVEC FIGURES INTERCALÉES DANS LE TEXTE

PARIS

Vve DOIN, Éditeur

place de l'Odéon, 8.

TOULOUSE

Éd. PRIVAT, Lib.-Éditeur

45, rue des Tourneurs, 45

1896

MANUEL PRATIQUE

DE

DENTISTERIE OPÉRATOIRE

DU MÊME AUTEUR

Diagnostic d'une arthrite temporo-maxillaire avec une carie de la dent de sagesse inférieure. (*Revue Odontologique*, mai 1894.)

Fracture du maxillaire chez un enfant.

Etude sur les principaux appareils destinés à la contention des fractures du maxillaire. (*Revue Odontologique*, août 1894.)

Nécrose et fracture du maxillaire inférieur, consécutives à une périostite suppurée. (*Revue Odontologique*, novembre 1894.)

Prothèse immédiate. Restauration de la moitié gauche du maxillaire inférieur, de la ligne médiane au condyle inclusivement, faite dans le service de M. le professeur Jeannel. (*Revue Odontologique*, novembre 1894.)

Contribution à l'étude des irrégularités dentaires et de leur traitement. Éditeurs : Toulouse, E. Privat; Paris, O. Doin. — Prix............ 4 »

Nécrose du maxillaire inférieur consécutive à un abcès dentaire. (*Revue Odontologique*, mai 1895.)

Stérilisation des instruments employés par le dentiste. (*Revue Odontologique*, juillet 1895.)

Nouveau procédé pour la fixation des appareils de prothèse immédiate du maxillaire inférieur. (Congrès dentaire national. — Bordeaux, 1895.)

MANUEL PRATIQUE

DE

DENTISTERIE

OPÉRATOIRE

ET

NOTIONS ÉLÉMENTAIRES D'HYGIÈNE BUCCALE

ET DE THÉRAPEUTIQUE DENTAIRE

A L'USAGE DES MÉDECINS

PAR LE Dᴿ Louis NUX

MÉDECIN-DENTISTE A TOULOUSE,

Diplômé de l'École Odontotechnique,
Lauréat de la Faculté de Médecine de Toulouse
(Prix Lefranc de Pompignan : médaille d'or),
Ex-chef de clinique et Lauréat de l'École Dentaire de France,
Lauréat de la Société Odontologique,
Membre de la Société de Stomatologie.

DEUXIÈME ÉDITION

AVEC FIGURES INTERCALÉES DANS LE TEXTE

PARIS

Octave DOIN, Lib.-Éditeur

8, place de l'Odéon, 8.

TOULOUSE

Éd. PRIVAT, Lib.-Éditeur

45, rue des Tourneurs, 45

1896

AVANT-PROPOS

Nous avons ajouté à cette deuxième édition des chapitres nouveaux et de nombreuses figures d'instruments qui serviront à donner plus de clarté au texte. La plupart de ces figures ont été gracieusement mises à notre disposition par la maison Ash et fils.

D'autres sont absolument inédites et ont été dessinées d'après nature ; elles servent à expliquer la position de la main gauche pendant les extractions.

Nous pensons que le public médical fera à la deuxième édition de ce « Manuel pratique » le même accueil qu'il a fait à la première.

PRÉFACE

L'art dentaire ayant subi dans ces dernières années des changements considérables, tant au point de vue de la thérapeutique que de l'instrumentation, il n'est guère possible d'avoir des notions précises sur cette branche de la médecine sans recourir à des traités spéciaux, lesquels, écrits pour les dentistes, contiennent beaucoup trop de détails inutiles au médecin praticien.

Les médecins sont parfois consultés par leurs clients au sujet des diverses affections qui intéressent les organes dentaires, sont appelés à leur donner des conseils sur l'hygiène de la bouche, et quelquefois même à faire des extractions.

Nous pensons que ce manuel pratique pourra leur rendre quelques services dans ces cas spé-

ciaux. Ils y trouveront un résumé de toutes les
connaissances actuelles relatives à la dentisterie
opératoire, et pourront avoir une idée bien nette
de tous les traitements à appliquer aux dents
atteintes de carie avant de recourir à l'emploi du
davier.

Nous nous sommes étendus plus longuement
sur le manuel opératoire des extractions et sur
le choix des instruments.

La nomenclature suivante permettra de voir
facilement le but que nous avons recherché, et
les renseignements que l'on pourra trouver dans
ce manuel qui comprend :

1° Quelques notions sur l'anatomie des mâchoires, l'anatomie et l'histologie de la dent.

2° L'étude de la carie. Ses causes, ses microbes, ses divers degrés, son traitement.

3° Les extractions. Dans ce chapitre nous trai-
terons du choix des instruments à employer, de
leur application, de la position que doit occuper
l'opérateur auprès du malade. On trouvera de
plus toutes les indications nécessaires pour les

extractions au davier, à l'élévateur et à la clef de Garengeot.

4° Une étude rapide des accidents consécutifs aux extractions (fracture des alvéoles, enfoncement du plancher du sinus maxillaire, hémorragies dentaires, hémostatiques divers, tamponnement et appareils de contention). Les précautions à prendre après les extractions.

5° Hygiène de la bouche. Bactériologie, formulaire de dentifrices, de poudres et de solutions antiseptiques.

6° Nomenclature des instruments nécessaires à l'ablation des dents.

Les médecins pourront donc ainsi, sans perte de temps, trouver dans ce manuel des indications précises sur l'hygiène et la thérapeutique dentaires, et des notions indispensables pour arriver, avec un peu d'habileté, à faire la plupart des extractions.

ANATOMIE

DES DENTS ET DES MACHOIRES

ANATOMIE DES DENTS ET DES MACHOIRES.

Les dents sont des organes durs implantés dans les maxillaires. Elles présentent : une partie libre ou couronne qui fait saillie au-dessus de la gencive, et une partie enfoncée dans les maxillaires ou racine. A l'union de la couronne et de la racine se trouve le collet, ainsi nommé à cause du petit étranglement que l'on constate à ce niveau. Au centre se trouve une cavité ou chambre pulpaire, qui contient la pulpe dentaire, qui n'est autre chose qu'une papille vasculo-nerveuse formée par un tissu très délicat.

Les dents, au nombre de trente-deux chez l'adulte, se divisent en incisives, canines, prémolaires ou bicuspidées, et molaires ou multicuspidées.

Si l'on sépare la cavité buccale en deux parties

2

par un plan médian vertical qui passerait entre les deux incisives centrales, on voit que d'un côté de ce plan, à la mâchoire supérieure par exemple, on trouve deux incisives, une grande et une petite, une canine, deux petites molaires et trois grosses molaires. Il y en a autant à la moitié inférieure de la mâchoire.

Cela nous permet d'établir la formule dentaire de l'homme adulte comme il suit : incisives, 2/2; canines, 1/1; prémolaires, 2/2; molaires, 3/3 = 16 × 2 = 32 dents.

La formule dentaire de l'enfant s'écrit ainsi : incisives, 2/2; canines, 1/1; molaires, 2/2 = 10 × 2 = 20 dents.

L'enfant n'a pas de prémolaires. Il possède des molaires de lait qui seront plus tard remplacées par les prémolaires de l'adulte.

La division de la mâchoire en deux parties égales par un plan a aussi pour but, en dehors de l'établissement de la formule dentaire, la détermination exacte des faces de chaque dent prise en particulier. Les maxillaires présentant en effet une courbe parabolique, les dénominations de face interne et externe, antérieure et postérieure varient avec chaque dent suivant sa position dans l'arcade; ainsi la face buccale, antérieure pour une incisive, devient externe si l'on considère une grosse molaire.

On appelle donc face *médiane* d'une dent la face qui se rapproche le plus de ce plan fictif, et face *distante* celle qui s'en éloigne. On aura aussi les faces *linguale* et *buccale*. On appelle faces *approximales* les faces contiguës de deux dents. Ces définitions sont très importantes au point de vue de la détermination du siège des caries.

Prenons pour exemple une deuxième grosse molaire du bas et du côté gauche. Elle nous présente une face coronale en haut, une face buccale à la partie externe, linguale à la partie interne, deux faces approximales, dont l'une, face médiane, touche à la première molaire, l'autre, distante, touche à la dent de sagesse.

Ces notions nous faciliteront beaucoup les descriptions qui pourront survenir dans la suite.

Nous allons énumérer rapidement les caractères spéciaux de chaque dent sous le rapport de la forme et du nombre de ses racines; ce qui nous sera d'une grande utilité au point de vue du traitement et de l'extraction.

Incisive centrale supérieure. — Elle a une face labiale large, étalée, un bord tranchant, une face linguale concave. Elle se rétrécit latéralement près du collet. Sa racine a la forme d'un cône légèrement aplati sur les côtés; le sommet est souvent incliné vers le côté externe, comme du reste toutes les racines d'incisives qui obliquent du côté de la face distante.

L'incisive latérale supérieure est plus petite; sa racine est arrondie, elliptique.

Incisives inférieures. — Plus petites que les supérieures; leur collet est étranglé, leur racine, aplatie transversalement, a son grand diamètre antéro-postérieur perpendiculaire à la couronne.

Canines. — Les plus longues de toutes les dents; leur racine volumineuse aplatie transversalement s'accuse par un relief très prononcé au niveau de l'alvéole.

Les prémolaires ou bicuspides. — Rentrent dans la catégorie des molaires. Leur couronne est irrégulièrement cylindrique et leur face triturante porte deux pointes ou cuspides.

Elles peuvent avoir une racine unique avec un

profond sillon, ou bien être bifides au sommet ou avoir deux racines.

Ce cas se présente pour la première prémolaire supérieure qui possède souvent deux racines effilées et fragiles ; ce qui explique la fréquence de la fracture de ces dents pendant leur extraction.

Les prémolaires inférieures ont une racine unique et arrondie.

Grosses molaires supérieures. — Elles ont une couronne cuboïde, leur axe est vertical, tandis que les inférieures ont leur axe légèrement obliqué en dedans. Elles possèdent trois racines : deux externes dont la plus forte est l'antérieure, et une racine palatine plus forte que la précédente. Elles vont en diminuant de volume à mesure que l'on s'avance vers le fond de la bouche.

Grosses molaires inférieures. — Leur couronne est plus forte que celle des molaires supérieures. Elles n'ont que deux racines, une antérieure, l'autre postérieure, creusées chacune en leur milieu par un sillon vertical, vestige d'un double canal dentaire : on trouve quelquefois quatre canaux dans les dents du bas. Les racines de ces dents se recourbent en arrière.

Les *dents de sagesse* du haut et du bas ont une couronne plus petite, les cuspides en sont mal conformées, et les racines sont le plus souvent réunies. On peut toutefois distinguer trois racines à celles du haut et deux à celles du bas.

Dents de lait. — Les dents temporaires sont au nombre de 20 : 8 incisives, 4 canines, 8 molaires. Elles sont reconnaissables à leur volume qui est par rapport aux dents permanentes comme 1 est à 3.

Les molaires ressemblent absolument, mais en petit, à de grosses molaires permanentes, et n'ont rien de commun avec les prémolaires qui les remplaceront.

Les dents de lait sont sujettes aux mêmes maladies que les dents permanentes (carie) et sont susceptibles de recevoir les mêmes soins.

Il faut toutefois se rappeler que leur pulpe est plus volumineuse et leur canaux plus largement ouverts.

STRUCTURE DE LA DENT.

La dent se compose de tissus durs et de tissus mous :

1º *Tissus durs.* — Émail, dentine, cément.

2° *Tissus mous*. — Pulpe. périoste alvéolo-dentaire.

Émail.

L'émail recouvre la couronne à laquelle il forme un revêtement. Son épaisseur, qui atteint son maximum au niveau des tubercules, décroît progressivement jusqu'au collet. Il repose immédiatement sur la dentine. C'est le plus dur de tous les tissus du corps humain ; il est transparent, et ne donne pas à la dent sa couleur qui lui est donnée par la dentine qu'on aperçoit par transparence.

Sa composition chimique nous le montre formé de matières inorganiques (phosphate de chaux, traces de fluorure de calcium, carbonate de chaux, phosphate de magnésie, sels solubles) en proportions considérables de 95 % et de 5 % de matières organiques.

Il est recouvert par une cuticule appelée cuticule de l'émail ou membrane de Nasmyth. C'est une pellicule amorphe de un millième de millimètre d'épaisseur. Très résistante aux agents chimiques elle n'est pas attaquée, mêmes par les acides concentrés. Elle est pour l'émail un excellent tissu de protection, car ce dernier est facilement attaqué par les acides même faibles, et c'est là que réside le phénomène initial de la carie dentaire.

Si l'on examine l'émail, on voit à sa partie externe de légères stries transversales perpendiculaires à l'axe de la dent; on y trouve aussi des pertes de substance congénitales ou traumatiques, qui, aussi bien que les érosions, sont autant de portes d'entrée pour la carie.

L'émail se compose de prismes à cinq ou six pans intimement unis entre eux. La longueur de ces prismes varie suivant l'épaisseur de la couche d'émail; ils partent de la périphérie de la dentine, s'élèvent verticalement vers l'extérieur, puis s'incurvent légèrement en suivant les sinuosités de la couronne. On trouve quelquefois des fibres d'émail qui sont entortillées entre elles. Tomes les a appelées « *fibres en tourbillon.* » C'est un état pathologique qui, de même que l'état lacunaire, favorise le développement de la carie.

Dentine.

La dentine ou ivoire constitue la masse principale de la dent. C'est elle qui lui donne sa forme, sa consistance et sa couleur. Elle se moule exactement sur la pulpe.

Elle offre à sa face extérieure des empreintes hexagonales dues à l'implantation des ... mes de l'émail; du côté de la racine, elle est rugueuse à la partie externe sur laquelle adhère intimement le cément.

Elle est plus dense que le tissu osseux qui contient 33 % de matière animale, tandis qu'elle n'en contient que 28 %. Si l'on examine au microscope à un grossissement de 300 diamètres, on voit qu'elle est parcourue par des tubes qui traversent la substance fondamentale qui la compose.

Ces tubes ou *canalicules de l'ivoire* ont un diamètre qui varie suivant la région où on les considère : assez larges au voisinage de la pulpe où ils mesurent 5 millièmes de millimètre environ, ils deviennent excessivement grêles dans les couches superficielles de la dent. Partant de la pulpe, ils vont en s'irradiant du centre de la périphérie. Ils se terminent dans la couche sous-jacente à l'émail ou au cément, dans une série de lacunes désignées sous le nom de *réseau anastomotique*.

Pour ce qui concerne l'émail, on voit partir du réseau anastomotique qui lui est sous-jacent des ramifications qui pénètrent dans les vacuoles propres de la couche profonde de ce tissu.

Les tubes dentinaires sont parcourus par des fibres qui les remplissent entièrement. Ces *fibres dentinaires*, découvertes par Tomes, se ramifient et s'anastomosent comme les tubes qui les contiennent. Du côté de la pulpe, elles se continuent avec des cellules spéciales (*odontoblastes*) qui se trouvent à la surface de la pulpe.

Cément.

Le cément est une couche de tissu osseux qui commence au collet par un bord aminci et se prolonge sur les racines aux extrémités desquelles il atteint son maximum d'épaisseur.

Opaque et jaunâtre, il a la même consistance et la même composition chimique que le tissu osseux.

Pulpe dentaire.

La pulpe dentaire est représentée par un tissu mou, rougeâtre, fibreux, exactement appliqué contre les parois de la cavité dentaire. Elle est formée par un tissu conjonctif délicat au sein duquel se distribuent des capillaires sanguins et des nerfs.

La pulpe, qui n'est autre chose que la *papille* ou *bulbe dentaire* que l'on trouve chez le fœtus, diminue progressivement à mesure que l'on avance en âge. Très volumineuse chez l'enfant, elle s'amoindrit et finit même par disparaître chez le vieillard par suite de dépôts incessants de dentine qui se font à sa surface, sur les parois de la cavité pulpaire.

A la périphérie de la pulpe se trouve une série de cellules appelées *odontoblastes*. Ce sont des éléments piriformes composés d'un noyau central volumineux et d'un protoplasma granuleux. Ces cellules forment une seule rangée et se déforment légèrement par pression réciproque. Elles présentent deux prolongements : 1° un prolongement caudal qui pénètre dans l'ivoire pour former la fibrille dentinaire de Tomes; 2° plusieurs prolongements dirigés du côté de la pulpe.

Périoste alvéolo-dentaire.

LIGAMENT ALVÉOLO-DENTAIRE.

Le périoste alvéolo-dentaire est une membrane d'aspect fibreux et de moyenne densité qui tapisse l'alvéole. Il commence au niveau du collet de la dent, se confondant avec la gencive, suit tout l'alvéole et la racine au sommet de laquelle il se termine en formant une gaine fibreuse qui accompagne les vaisseaux jusque dans le canal dentaire.

Caractères histologiques. — Le périoste est formé de fibres conjonctives qui du bord de la gencive descendent vers la racine en formant des faisceaux légèrement onduleux ; en approchant du cément, elles forment un lacis très fin, ondulé, à direction oblique. Ces faisceaux de fibres, séparés par des interstices cellulaires, se dirigent perpendiculairement de l'alvéole à la racine ; ils prennent là une insertion solide sur toute l'étendue des surfaces, si ce n'est toutefois au fond de l'alvéole.

Les conséquences pathologiques de cette donnée anatomique sont les suivantes :

1° Le tissu périostal est si fort et si intimement unissant que les kystes se produisent toujours au sommet de la racine, et ils usent en profondeur le tissu osseux du fond de l'alvéole plutôt que de se frayer un passage le long de la racine.

2° Le pus lui-même n'est pas capable de détacher les insertions ligamenteuses du périoste. Le plus souvent, il passe à travers l'alvéole, le tissu osseux et la gencive, au lieu de suivre la racine et de sortir au collet.

Le périoste est très riche en vaisseaux et en nerfs. Les vaisseaux viennent de l'os qui forme la cloison alvéolaire, de la gencive et du tronc de l'artère pulpaire, branche de l'artère dentaire qui vient elle-même de la maxillaire interne; ces derniers sont les plus nombreux.

La vascularité de ce tissu et sa richesse nerveuse expliquent les inflammations fréquentes dont il est le siège. La douleur est alors provoquée par la compression des filets nerveux entre deux plans résistants, alvéole et racine.

Au milieu de ce réticulum fibreux se trouvent des cellules embryonnaires, et c'est à leur présence que serait due, d'après le Dr Pietkiewicks, la fréquence des suppurations dont cette membrane est le siège.

On n'est pas définitivement d'accord sur la question de savoir si le périoste se compose d'un seul ou de deux feuillets, l'un cémentaire, l'autre alvéolaire.

Plus récemment, les Drs Malassez et Aguillon de Sarran ont émis l'idée qu'il n'existe pas de périoste membraniforme, qu'il n'y a qu'un simple ligament articulaire (gomphose) de la dent comparée à un clou, qui donne à celle-ci une certaine mobilité, et dont l'élasticité atténue les chocs qui pourraient se faire ressentir douloureusement au niveau du paquet vasculo-nerveux qui entre dans la dent par le sommet de la racine.

C'est entre ces trousseaux fibreux qu'on rencontre des masses épithéliales qui donnent naissance à
des kystes paradentaires (Demontporcelet).

Nous trouvons dans la thèse toute récente du
Dr Beltrami la description de l'articulation alvéolo-
dentaire.

L'auteur, d'accord avec les théories nouvelles,
n'admet pas la présence du périoste, qui n'est en
réalité qu'un ligament.

Les dents et l'alvéole sont des surfaces articulai-
res reliées par ce ligament alvéolo-dentaire. Grâce
aux insertions de ce ligament, la dent se trouve sus-
pendue dans l'alvéole : *elle tire sur le ligament
alvéolo-dentaire, au lieu de peser sur lui, comme
on l'a supposé jusqu'à présent* [1].

1. Dr Beltrami, *Thèse*. Paris, 1895.

CARIE DENTAIRE

CARIE DENTAIRE

Nous allons étudier la carie dentaire, ses causes, ses degrés et les symptômes qu'elle présente, suivant qu'elle a attaqué l'émail, la dentine ou la pulpe.

La carie est une altération de la dent qui débute toujours par une lésion de l'émail naturelle ou accidentelle et qui va en progressant de la périphérie vers le centre.

Cette lésion de l'émail, causée par une malformation congénitale de la dent ou par le séjour de matières alimentaires et par leur fermentation dans les interstices dentaires ou dans les sillons des faces coronales, est due, d'après les expériences de Wescott, Allport, Magitot, Leber et Rottenstein, à l'action des acides qui résultent de ces fermentations. Ces auteurs ont en effet constaté que non seulement les acides minéraux, mais encore les acides végétaux, même en solutions faibles, ont le pouvoir de soustraire aux dents leurs sels terreux.

Sous l'influence des ferments azotés, les principaux produits de la fermentation du sucre sont l'acide lactique, puis butyrique, et quelques-uns de ses dérivés, acides propionique, valérianique.

Or, une solution d'acide lactique au $\frac{1}{100}$ agit d'une façon énergique sur les tissus dentaires. Si on met une dent dans cette solution, l'émail devient crayeux, friable, et les racines deviennent gélatineuses.

Les acides citrique et malique que l'on trouve dans les fruits sont aussi des agents de décalcification d'une grande puissance. Des dents plongées dans du cidre qui contient de l'acide malique en abondance ont complétement disparu au bout de deux à trois ans.

L'acide butyrique produit par la fermentation des matières albuminoïdes agit de la même façon que l'acide lactique.

L'émail une fois détruit sur un point, il se forme en cet endroit une cavité dans laquelle les fermentations continuent à se faire, et le tissu de la dent se désorganise peu à peu. A ce travail de destruction purement chimique vient se joindre l'action des microbes de la bouche, qui trouvent là les conditions très favorables pour se multiplier. MM. Galippe et Vignal, examinant des coupes de dents à un fort grossissement, ont vu des microbes non seulement dans la cavité cariée, mais encore dans les canalicules de la dentine dont les parois sont détruites.

Bouchard dit à ce propos : « La carie dentaire ne reconnaît pas pour cause un microbe unique ; elle est le résultat d'agents infectieux multiples. Les fermentations incessantes qui s'opèrent dans la bouche aux dépens des produits alimentaires donnent naissance à des acides, tels que l'acide acétique, l'acide butyrique qui décalcifient les couches superficielles de la dent et mettent à nu la dentine ; les canalicules de la dentine se trouvent alors ouverts à des agents microbiens spéciaux qui s'y insinuent et achèvent la dissociation de la gangue calcaire ; le squelette organique de la dent reste seul, la partie minérale ayant été soustraite par la carie chimique. » (Bouchard, *Thérapeutique des maladies infectieuses*.)

Microbes de la carie dentaire.

Le Dr Miller, de Berlin, a décrit cinq espèces de bactéries dans les dents cariées qu'il a désignées par les lettres α, β, γ, δ, ε.

Le microbe α, qui se présente souvent sous forme de chaînettes, ou quelquefois sous forme de diplocoque ou de monocoque, formerait de l'acide lactique aux dépens du sucre et déterminerait l'acidité de la bouche.

Le microbe β est polymorphe; il affecte la forme de filaments, de bâtonnets et même de cocci. Pour Miller, c'est le véritable agent pathogène de la carie dentaire.

Les microbes γ *et* δ sont des coccus, le germe ε est recourbé en virgule.

Il a décrit aussi le *Bacillus dentalis viridans*, que l'on trouve dans les couches superficielles de la dentine, et le *Bacillus pulpæ pyogenes*, qui se trouve dans la pulpe gangrénée.

Par quel processus ces microbes parviennent-ils à déterminer la carie dentaire ?

Pour Miller, il faut d'abord une porte d'entrée :

Premier stade. — Décalcification de la dent par les fermentations et les acides.

Deuxième stade. — Les bactéries envahissent les parties décalcifiées, pénètrent dans les canalicules et les détruisent.

Troisième stade. — Une quantité considérable des organismes de la putréfaction pénètrent la dent cariée, décomposent la pulpe dentaire et en font un liquide ichoreux répandant une odeur putride.

Microbes de la bouche.

Nous n'avons parlé jusqu'ici que des microbes de la carie dentaire ; mais on sait qu'à l'état normal, en dehors des microbes non pathogènes comme le *Bacterium termo*, qui produirait la putréfaction, le *Baccillus subtilis*, le *Baccillus amylobacter*, qui produit la fermentation butyrique, le *vibrio rugula* et le *leptothrix*, on peut trouver dans la bouche les

microbes pathogènes de la pneumonie, de la suppuration, de l'érysipèle, de la diphtérie, etc., qui n'at-
tendent que le moment de l'opportunité morbide
pour agir et donner naissance à une maladie infectieuse.

On voit, par ce qui précède, quelle est l'importance que l'on doit accorder au traitement des caries
dentaires, à l'hygiène et à l'antisepsie de la bouche,
au point de vue de la prophylaxie des maladies
infectieuses.

Description des divers degrés de la carie dentaire.

On pourrait diviser les caries en deux grandes
classes : *caries simples*, n'intéressant que l'émail et
la dentine, et *caries compliquées*, intéressant la
pulpe, qui peut, elle-même, être irritée, en suppuration, ou ne plus exister.

Les caries peuvent encore se compliquer de périostite ou d'abcès, fistuleux ou non.

Comme le traitement, de même que les symptômes douloureux et fonctionnels varient suivant le degré d'altération de la dent, nous allons passer successivement en revue les divers degrés que l'on a créés artificiellement pour faciliter l'étude de ces différentes manifestations morbides.

Disons tout d'abord qu'on a divisé les caries en trois degrés, suivant la constitution anatomique de la dent.

1º Carie du 1er degré intéressant *l'émail;*

2º   »   du 2e degré   »   *la dentine;*

3º   »   du 3e degré   »   *la pulpe.*

Nous nous en tiendrons à cette classification, qui est la plus simple, tout en subdivisant chaque degré suivant le besoin, au lieu d'en faire des degrés distincts, comme l'ont fait certains auteurs.

Voici un tableau qui permettra de bien se rendre compte, tout en restant simple.

Division des caries.

Carie du 1er degré. . . . Émail.

Carie du 2e degré intéressant la dentine.
{ Carie *superficielle* de la dentine.
Carie *profonde,* n'intéressant pas encore la pulpe, qui n'est séparée de la cavité que par une mince couche de dentine.

Carie du 3ᵉ degré (pulpe).
- Pulpe découverte
  - saine.
  - irritée.
  - hypertrophiée.
- Pulpe en suppuration.
- Pulpe ayant complétement disparu.

Complications.
- Périostite.
- Abcès.
- Fistule.

Notons en passant que les dentistes désignent sous le nom de carie du quatrième degré une pulpe en suppuration ou absente, compliquée ou non de périostite.

En décrivant les diverses caries, nous n'avons pour but que de bien montrer les traitements rationnels que l'on peut leur opposer; mais il est évident que beaucoup d'opérations dont nous allons parler dans la suite ne peuvent être faites que par le médecin dentiste, qui a sous la main tous les instruments nécessaires et une habileté manuelle suffisante que l'on n'acquiert qu'avec le temps; et ce résumé serait trop concis pour décrire toutes les opérations courantes et les difficultés que l'on rencontre à chaque pas dans la pratique de l'art dentaire.

Ceux qui voudront pousser plus avant leurs connaissances en dentisterie n'auront qu'à consulter

les travaux de Magitot, de Tomes, de Coleman, de
Coles, de Harris et Austen, d'Andrieu, etc., etc.,
enfin, les livres spéciaux faits pour les dentistes;
mais, nous le répétons, nous ne voulons donner ici,
aux médecins qui ne s'occupent qu'accidentellement
d'art dentaire, des notions précises qui leur permet-
tront d'établir facilement un diagnostic et d'indiquer conséquemment le traitement à suivre.

Carie du premier degré.

Elle se reconnaît à l'opacité de l'émail dont les
prismes sont dissociés. On la trouve souvent sur
les faces approximales des incisives et sur les faces
coronales des molaires, dans les sillons qui séparent
les cuspides de la couronne. L'émail est plus friable
et se laisse facilement pénétrer par la sonde dont on
se sert pour explorer les caries.

Les symptômes sont nuls: aussi ces caries pas-
sent-elles souvent inaperçues lorsqu'elles restent
limitées à ce degré.

Le traitement consiste dans le limage ou l'exci-

sion du tissu altéré, à l'aide de limes spéciales ou
de ciseaux à émail, suivi d'un polissage minutieux.

Carie du deuxième degré.

La carie du deuxième degré existe lorsque la dentine est atteinte. On peut la diviser en carie superficielle et carie profonde, non pas au point de vue
théorique, mais à cause du traitement qui diffère
suivant que l'on est plus ou moins loin de la pulpe.

La carie superficielle, la plus commune, et que
l'on voit bien plus fréquemment que la carie du premier degré qui passe souvent inaperçue, est carac-
térisée par un changement de coloration de l'émail,
qui est opaque et souvent teinté en brun ou en
noir. Si l'on explore avec une sonde la tache que
l'on aperçoit, on sent que l'émail se laisse pénétrer
profondément, ce qui ne se produit pas dans la
carie du premier degré.

Lorsqu'on examine une coupe faite sur une dent
cariée au deuxième degré, on aperçoit un pertuis de

l'émail, et, au-dessous, une zone noire dont la dimension varie et qui a le plus souvent une forme globulaire. Cette zone est constituée par de l'ivoire ramolli, qui contient à son centre des débris alimentaires et des bactéries.

Il n'y a pas de symptômes douloureux bien accentués ; on constate quelquefois de la sensibilité au froid et aux liquides acidulés.

Le sucre, le chocolat provoquent une petite douleur, mais de courte durée.

Le traitement consiste dans la résection complète du tissu altéré, l'antisepsie et l'obturation consécutive de la cavité, qui a pour but d'empêcher la continuation de la carie qui, sans cela, arriverait fatalement jusqu'à la pulpe.

La préparation de la cavité avant l'obturation est une des parties les plus importantes du traitement des caries, si l'on veut obtenir de bons résultats et éviter des récidives.

Il faut enlever à l'aide du ciseau à émail les bords d'émail qui recouvrent la cavité, de façon à se ménager une ouverture suffisante pour la nettoyer complètement. Il ne faut pas craindre de trop en enlever, car si on laisse de l'émail en surplomb, le nettoyage et l'obturation de la dent se font mal : au bout d'un certain temps, les parois non soutenues par l'obturation qui n'a pu être foulée suffisamment cèdent sous la pression, et une nouvelle porte est ouverte à l'entrée des microbes.

On doit donc exciser l'émail, de façon que les bords de la cavité soient soutenus par de la dentine saine.

Pour enlever la dentine ramollie, on se servira d'excavateurs ou de fraises montées sur le tour dentaire. Mais la résection du tissu altéré ne suffit pas, car la cavité pourra ne pas avoir une forme capable de bien retenir l'obturation, qui est en somme le but unique vers lequel tendent les traitements de toutes les caries. Il faudra donc préparer la cavité de façon qu'elle ressemble le plus possible à un cylindre ou à un tronc de cône dont l'orifice le plus étroit se trouverait à la surface. Mais il ne faut pas non plus exagérer cette forme en tronc de cône, car l'obturation se ferait mal si l'orifice était trop étroit, et les bords s'écraseraient. Il faut, de plus, que ces bords soient suffisamment arrondis et solides, pour l'aurification, par exemple, qui demande à être fortement condensée et bien tassée contre les parois; des pointes en corindon montées sur le tour dentaire servent à cet usage.

La préparation d'une cavité, si simple au premier abord, devient quelquefois singulièrement difficile lorsque la dentine a une sensibilité excessive. Le simple contact de l'instrument devient intolérable au malade, à cause de la douleur qu'il provoque, et il serait impossible à l'opérateur d'arriver à préparer la cavité s'il ne parvenait à obvier à cet inconvénient.

La cause de cette sensibilité s'explique facilement si l'on se rappelle l'anatomie de la dentine. On sait qu'à sa partie la plus externe, immédiatement au-dessous de l'émail, se trouve *la zone anastomotique des fibrilles de l'ivoire,* qui forme une couche plus riche en éléments nerveux que les couches sous-jacentes. Cette extrême sensibilité n'existe pas dans les caries plus profondes, nous ne parlons pas bien entendu des caries laissant à découvert la pulpe, qui réagit aux contacts et aux piqûres d'une façon autrement violente.

On diminue cette sensibilité de la dentine à l'aide de plusieurs procédés que nous allons décrire :

Le desséchement de la cavité, qui prive les fibril-

les de leur eau d'hydratation, diminue par conséquent leur aptitude physiologique à transmettre la
sensibilité. Mais on n'obtient ainsi qu'une anesthésie limitée à une faible couche de tissu, et il faut
renouveler souvent la dessiccation à l'aide d'une
poire à air chaud, à mesure que l'on avance en profondeur.

Des attouchements avec de l'*acide phénique* donnent quelquefois de bons résultats.

Le *chlorure de zinc* déliquescent agit très bien,
mais son application est douloureuse. C'est pourtant
un des meilleurs anesthésiques de la dentine.

Une obturation provisoire à la *gutta-percha* lais-
sée à demeure pendant quelque temps calme cette
hyperesthésie.

On s'est aussi servi de l'*acide chromique* et de
l'*acide arsénieux*. Ce dernier est sûrement le médicament le plus actif dans ce cas; il amène une
insensibilité complète, mais malheureusement il est
peu applicable parce qu'il dépasse souvent le but et
peut mortifier la pulpe.

On a présenté récemment à la Société odontologique de France un instrument qui projette des
vapeurs chaudes d'alcool ou de chloroforme qui

anesthésient complètement la dentine sensible. Son emploi est encore trop peu répandu pour qu'on puisse le conseiller à l'exclusion des autres topiques employés jusqu'à ce jour, mais il paraît donner des résultats très satisfaisants.

On se sert enfin avec succès des *cautérisations au galvano-cautère* ou de badigeonnages avec de *l'essence de girofle saturée de cocaïne.*

Carie profonde de la dentine. — Les symptômes sont plus nets. Il y a de la sensibilité au froid qui tient à la sensibilité propre des fibrilles, et de la sensibilité à la chaleur qui se produit par congestion de la pulpe qui n'est séparée de la cavité que par une mince couche de dentine.

La préparation de la cavité devient dans ce cas plus délicate, car il s'agit de la bien nettoyer et d'éviter de percer la paroi qui recouvre la pulpe, sous peine de faire d'une carie simple une carie compliquée.

Nous ne revenons pas sur les principes cités plus haut pour la préparation des cavités, mais nous devons examiner ce que l'on a à faire si la paroi supérieure de la cavité pulpaire n'est pas suffisamment solide pour supporter l'obturation ou bien si pendant la préparation on a mis à découvert la pulpe saine.

Lorsque le fond de la cavité est solide, l'obturation se fait à la manière ordinaire.

Dans le cas contraire, il faut renforcer le fond de la cavité pour augmenter artificiellement sa solidité.

Quand la pulpe est à découvert, si elle n'a pas présenté de symptômes inflammatoires, on fait le « *coiffage de la pulpe.* » Il peut rendre quelques services dans les cas où accidentellement on a atteint une pulpe saine en préparant une cavité.

On se sert dans ce cas de petites cupules en platine, de grandeurs variées, que l'on place sur la partie de la pulpe dénudée en remplissant leur face concave d'une substance antiseptique ou astringente (iodoforme, naphtol, oxyde de zinc, etc.), de façon à favoriser la formation de dentine secondaire. Ces cupules, que l'on fait tenir en place à l'aide d'un ciment à l'oxychlorure ou à l'oxyphosphate de zinc, donnent à la face profonde une solidité suffisante pour permettre la condensation d'une aurification ou d'un plombage. Sans cette précaution, la compression de la pulpe par la matière obturatrice amènerait fatalement la production de douleurs intenses qui ne cesseraient qu'après la désobturation de la dent.

On s'est aussi servi pour coiffer la pulpe de petits *disques de carton imbibés d'acide phénique ou de baume de Canada, de la partie cornée des plumes, de collodion iodoformé, de liège, d'éponge,* etc.

Le coiffage de la pulpe fait avec soin donne de bons résultats. Mais malgré toutes les précautions prises, il arrive souvent que la pulpe se mortifie ; on voit alors se produire au bout de quelque temps de la périostite et des abcès qui nécessitent l'ouverture de la cavité pulpaire et le nettoyage de canaux.

En résumé, le coiffage compte beaucoup plus d'insuccès que la destruction de la pulpe.

Carie du troisième degré.

Les douleurs violentes que provoque la pulpite ou inflammation aiguë de la pulpe sont souvent la seule cause qui oblige certains malades à aller consulter le dentiste. Aussi la carie du troisième degré est-elle fort importante à bien connaître à cause de sa fréquence, de l'importance de ses lésions et du traitement qui a pour but :

1º De faire cesser la douleur en détruisant la pulpe et les nerfs dentaires ;

2º De bien enlever les eschares produites par la cautérisation ;

3º De stériliser la chambre pulpaire et les canaux radiculaires après les avoir scrupuleusement nettoyés ;

4º L'obturation des canaux et de la cavité.

Avant de passer à l'étude des caustiques employés pour détruire la pulpe, nous allons examiner les degrés que l'on peut observer dans la pulpite et qui vont en augmentant d'intensité depuis l'irritation légère jusqu'à l'inflammation violente suivie de gangrène de la pulpe.

La pulpe est découverte. — Il n'y a pas de douleurs spontanées; la chaleur et la compression provoquent une vive douleur qui passe assez rapidement. Il faut explorer la cavité à l'aide d'une sonde *ad hoc,* avec beaucoup d'attention et une grande légèreté de main, pour éviter d'en faire pénétrer la pointe dans la pulpe, ce qui arrive très facilement, soit que l'on presse trop sur le fond de la cavité ou que l'on rencontre le pertuis conduisant sur la pulpe. On provoque ainsi inutilement une vive douleur au malade que la crainte rend ensuite plus difficile à traiter. Aussi vaut-il mieux nettoyer la cavité à l'aide d'un excavateur en cuillère qui risque moins de pénétrer, puis, après un léger lavage à l'eau boriquée tiède, on peut voir facilement à l'aide d'un miroir le fond de la cavité et l'on commence alors le traitement.

Premier cas. — Si la pulpe est saine, ce que l'on connaît à sa couleur gris rosé, on fait un pansement peu serré avec du coton et de la teinture d'aconit ou tout autre médicament non caustique qui pourrait l'irriter et la rendre douloureuse ; il faut, par conséquent, mettre de côté l'acide phénique et la créosote. On recouvre ce pansement d'une boulette imprégnée de teinture de Benjoin, sandaraque ou de mastic. Le lendemain on enlève le pansement, et si le coton que l'on retire n'a pas d'odeur, on peut procéder immédiatement au coiffage de la pulpe.

Deuxième cas. — Si la pulpe a causé des douleurs violentes, elle est rouge, congestionnée, et le traitement conservateur est alors trop incertain dans ses résultats pour qu'on puisse l'employer. Certains opérateurs, comme Witzel, se sont fait les défenseurs de ce traitement et conservent des moignons de pulpe sous un coiffage. Cela demande à être fait avec beaucoup de soins, et les résultats qu'on en retire lorsqu'on réussit ne valent pas mieux que ceux que l'on obtient par destruction de la pulpe, l'extirpation des nerfs dentaires et l'obturation des canaux; aussi vaut-il mieux le plus souvent avoir recours à ce dernier traitement.

Extirpation de la pulpe.

L'extirpation de la pulpe vivante est une opération douloureuse qui ne peut guère se faire avec succès que sur les dents mono-radiculaires.

Voici comment on la pratique : on enlève à l'aide d'une fraise montée sur le tour tout le tissu dentinaire qui recouvre la pulpe, de façon à pouvoir introduire directement et le plus rapidement possible la broche barbelée avec laquelle on doit enlever le nerf. Cette broche barbelée ou *tire-nerf* est une tige d'acier pourvue sur un de ses côtés de fines encoches, ou bien seulement d'un petit crochet à la pointe.

On l'introduit vivement en suivant la paroi du canal de la racine jusqu'à l'apex, puis on lui fait faire quelques mouvements de rotation pour bien sectionner le nerf que l'on ramène sur la broche en la retirant. La douleur que l'on provoque est vive, et la plupart des malades ne peuvent se résoudre à la supporter, bien que les résultats de l'opération soient excellents et permettent une obturation presque immédiate ; aussi a-t-on le plus souvent recours à la destruction de la pulpe.

Destruction de la pulpe.

Plusieurs caustiques ont été employés pour détruire la pulpe.

Le cautère actuel, galvano ou thermo-cautère, est peu applicable et fort douloureux. (On a pourtant proposé de cautériser la pulpe au galvano-cautère, et d'obturer immédiatement après, en prétendant

que la pulpe carbonisée pouvait rester sous l'obturation sans causer de désordres, et qu'il n'y avait
pas de suppuration pour éliminer l'eschare.)

Les acides azotique, sulfurique, chromique, la
potasse caustique sont aussi très douloureux et
inapplicables.

Le meilleur caustique dentaire est sans contredit
l'acide arsénieux. Quelques dentistes étrangers,
accusant l'acide arsénieux de causer de la périostite, ont prétendu l'avoir absolument banni de leur
cabinet; ils le remplacent par un caustique qui a
des qualités bien supérieures en tous points : c'est
l'oxyde de Cobalt. Or, le seul inconvénient que possède ce caustique inconnu des dentistes français,
c'est que le produit qui nous vient de l'étranger
sous le nom de Kobolt ou Cobalt, n'est autre chose
que de l'arsenic métallique ou arsenic noir, qui contient de fortes proportions d'acide arsénieux, et
c'est ce dernier seul qui agit pour détruire la
pulpe.

L'application de l'acide arsénieux est douloureuse, mais elle l'est d'autant moins que la pulpe a
été mise à jour et que le caustique est placé directement sur elle.

On a essayé de le mélanger à des médicaments calmants, comme la morphine, afin d'atténuer ses effets douloureux; mais les expériences du Dr Magitot ont prouvé que ces adjuvants étaient sans action.

Il agit en amenant une congestion intense de la pulpe et un arrêt de la circulation qui aboutit à la formation d'une eschare.

Si la pulpe est bien découverte, la congestion provoquée par l'acide arsénieux se fait facilement, et on a alors le minimum de douleur; si, au contraire, elle ne l'est pas suffisamment, la pulpe congestionnée presse contre les parois de la cavité pulpaire, et il y a par suite une compression douloureuse des filets nerveux qu'elle renferme et un étranglement au niveau de l'orifice externe.

Pour placer l'acide arsénieux sur une pulpe, on imbibe légèrement de créosote ou d'acide phénique pur une boulette de coton, puis on y fait adhérer gros comme une tête d'épingle d'acide arsénieux.

On peut employer le système indiqué par le Dr Magitot. L'acide arsénieux est renfermé dans un flacon à large ouverture bouché à l'émeri; lorsqu'on veut se servir de l'acide arsénieux, on retourne le flacon sans-dessus dessous, de façon qu'une légère couche de caustique adhère au bouchon. On enlève alors ce dernier et on passe sur sa surface une boulette de coton qui en prend ainsi la quantité nécessaire (qui est environ de 3 ou 4 miligrammes selon Coleman), et on la place sur le point exposé de la pulpe.

Le Dr Cruet recommande de mettre de l'acide arsénieux en quantité suffisante pour obtenir la mortification totale de la pulpe, car mis en trop faible quantité il ne ferait qu'irriter la pulpe sans la mortifier.

Dans tous ces pansements, il faut avoir soin d'éviter que le caustique ne vienne à fuser du côté de la gencive; il en résulterait des eschares quelquefois très graves; on a même cité la mortification de la pulpe de deux ou trois dents voisines.

Pour empêcher cet accident de se produire, on recouvre le caustique d'un coton imbibé de teinture de sandaraque ou de benjoin, ou bien on fait une obturation avec de la cire ou de la gutta-percha.

Le lendemain, on enlève le pansement et on trouve la pulpe mortifiée, ce que l'on constate à l'aide d'une sonde de Donaldson. Si la mortification n'est pas complète, on fait une nouvelle application de caustique.

On agrandit ensuite la cavité à l'aide d'une fraise montée sur le tour, de façon à bien ouvrir la chambre pulpaire et à pénétrer facilement dans les canaux des racines. On enlève les débris de pulpe à l'aide d'un lavage à l'eau oxygénée, puis avec un tire-nerf ou mieux avec un équarrissoir d'horloger sur lequel on enroule des fibres de coton, on pénètre dans les canaux radiculaires et on enlève tous les débris de nerfs qui s'y trouvent. On passe des cotons jusqu'à ce qu'ils sortent absolument propres, en ayant soin de ne pas dépasser l'apex des racines pour ne pas refouler des débris mortifiés au delà du *foramen*.

Avec un peu d'habitude, on y arrive très facilement.

Ce nettoyage des canaux est d'une importance capitale, car il évite les périostites qui pourraient survenir plus tard si l'on se contentait d'enlever le gros de la pulpe et de laisser dans la dent des débris de nerfs mortifiés. Les pansements sont plus longs et plus difficiles à faire, mais les résultats obtenus sont de beaucoup supérieurs.

Lorsque donc les cotons sortent absolument propres, on introduit dans les canaux, toujours à l'aide
de la broche, des mèches imbibées d'acide phénique, de créosote, d'éther iodoformé, ou d'essence
d'eucalyptus iodoformée, puis on met par-dessus
un pansement à la sandaraque.

Le lendemain, on enlève le pansement et l'on
trouve les mèches souillées par un peu de sang ou
de pus provenant de la cicatrisation qui se fait au
bout de la racine. On nettoie de nouveau ; à l'aide
d'une poire à air chaud, on dessèche bien la dent
pour lui permettre d'aborder plus facilement les antiseptiques, car il ne s'agit pas seulement de stériliser le canal, mais encore les tubes de la dentine
qui ont pu être envahis par les microbes de la carie
dentaire dont nous avons déjà parlé. Cela est surtout nécessaire dans le traitement des dents dont la
pulpe suppure depuis un temps plus ou moins long.

On place des mèches médicamenteuses et on fait
le pansement comme le premier jour.

Lorsque l'on trouve les mèches propres et sans
odeur, on procède à l'obturation des canaux.

Obturation des canaux.

On s'est servi pour obturer les canaux de toutes les matières employées pour l'obturation des dents : *oxychlorure de zinc, gutta-percha, or, plomb, amalgame, celluloïde, coton, bois, bétol camphré, paraffine iodoformée*, etc.

L'oxychlorure de zinc est un composé d'oxyde de zinc et d'une solution de chlorure de zinc qui forment un ciment insoluble et dur. Lorsque l'on s'en sert pour obturer les canaux, on en fait une pâte demi-liquide que l'on introduit à l'aide d'une mèche de coton. On en remplit les canaux jusqu'à leur origine pulpaire.

On a aussi employé l'or en feuilles que l'on tasse à l'aide d'un fouloir à aurification, très effilé et quadrillé à la pointe.

On peut aussi se servir de tiges d'or effilées à la lime et trempées dans l'oxychlorure de zinc.

Des tiges de plomb peuvent être employées de la même façon avec ou sans ciment. Le Dr Cruet re-

commande les mèches de coton créosotées. Elles
ont, parait-il, donné d'assez bons résultats, mais à
la longue elles peuvent s'altérer et causer de la
périostite. L'amiante a été proposée pour remplacer
le coton. Récemment, on a vanté l'obturation des
canaux faite avec des tiges de bois imbibées de
créosote.

On peut voir, d'après ce léger aperçu, que toutes
les substances ont été employées et presque toutes
avec un égal succès. La raison en est très simple :
les canaux une fois obturés, il ne reste pas d'espace
libre qui puisse servir de réceptacle à des liquides
provenant du périoste, qui pourraient à leur tour
rapporter du côté de l'alvéole des débris de pulpe
mortifiée. Cette pulpe elle-même a pu servir de milieu de culture à des microbes qui, sous l'influence
d'un léger traumatisme ou d'une influence extérieure quelconque, que l'on ne peut encore préciser,
se mettent à proliférer, envahissent le périoste, et
amènent des périostites et des abcès comme ceux
qui sont provoqués par les dents à pulpe morte.

Disons à ce propos que l'on voit assez souvent
des pulpes se mortifier sans qu'aucune carie en
soit la cause. Cela provient soit d'une embolie, soit

d'une thrombose causée par un traumatisme qui a passé inaperçu, puis au bout d'un temps plus ou moins long, la dent prend une teinte bleue ou noirâtre, due à l'imprégnation des tubuli dentinaires par les liquides de la pulpe mortifiée. Le fait le plus curieux en ceci est que ces dents, dont la pulpe morte n'a pu avoir aucun contact avec l'air extérieur et n'est pas par conséquent infectée par des microbes provenant du dehors, sont prises subitement de périostite et consécutivement déterminent des abcès. Le Dr Marchand a récemment fait connaître à l'Académie de médecine des cas d'abcès sous-mentonniers causés par des dents à pulpe morte, sans aucune carie.

N'y aurait-il pas lieu de voir là-dedans un cas du microbisme latent dont parle le Dr Verneuil ?

Nous avons eu l'occasion de voir une dent obturée depuis sept à huit ans, dont la pulpe s'était mortifiée sous l'obturation, provoquer, à la suite d'un érysipèle de la face, un volumineux abcès de la voûte palatine. Il y a là sûrement une corrélation entre l'érysipèle et cette suppuration au niveau d'une dent à pulpe morte ; et c'était bien la dent qui avait provoqué l'abcès, car après sa trépanation du

pus s'écoula par l'orifice artificiel que nous venions
de créer.

Ce cas curieux a été publié dans la *Revue odontologique* du mois d'avril 1892 (*Traitement des
dents sans pulpe compliquées d'abcès volumineux*), surtout à cause du traitement que nous
avons proposé et qui consiste à trépaner la dent, à
obturer les canaux, préalablement bien nettoyés. et
à ouvrir l'abcès au thermo-cautère. Nous insistons
sur ce point parce que le Dr Marchand proposait
pour ces cas l'extraction de la dent, la résection du
bout de la racine et la réimplantation. Ce sont des
complications que l'on doit éviter, surtout lorsqu'on
peut obtenir les mêmes résultats par une méthode
plus simple et plus rapide.

Pour revenir à l'obturation des canaux, on se sert
encore de gutta-percha ; c'est un des moyens les
plus simples et un des meilleurs.

Pour faire cette obturation, on a préparé à l'avance
une solution de gutta-percha dans du chloroforme
que l'on pousse dans les canaux bien desséchés, à
l'aide d'une broche sur laquelle sont enroulés des
brins d'amiante ou de soie floche, de façon à bien
garnir le tiers supérieur du canal que l'on finit

d'obturer à l'aide d'un cône effilé de gutta que l'on tasse avec un fouloir.

Certains opérateurs obturent la dent immédiatement après l'obturation des canaux. Il est plus prudent d'attendre un jour ou deux, ou même davantage si c'est possible, dans le cas où de la périostite viendrait à se produire, pour ne pas avoir à désobturer la dent. Il en est de cela comme du temps nécessaire pour arrêter l'écoulement purulent des canaux. Chez certains malades, au deuxième pansement, on retire des cotons propres et sans odeur; chez d'autres, au contraire, l'odeur fétide caractéristique persiste avec ténacité, malgré tous les soins apportés aux pansements.

L'influence de l'état général du malade sur la guérison plus ou moins rapide de la dent a une importance que l'on n'a pas assez mise en relief. Il nous a été donné de soigner un étudiant surmené par la préparation d'un examen; ses canaux suppuraient malgré tous les médicaments employés. Les examens passés avec succès, au bout de quelques jours de repos, la suppuration s'arrêta, les canaux furent obturés, et la dent n'a plus causé d'accidents.

Ces cas se rencontrent fréquemment, mais ils passent souvent inaperçus parce qu'on est trop habitué à considérer les dents et leur pathologie à un point de vue trop spécial.

Une fois que les canaux sont obturés, on attend donc deux ou trois jours, et s'il n'y a pas de trace de périostite, ce que l'on reconnaît à la percussion, on obture la cavité avec de l'or, de l'amalgame ou du ciment à l'oxyphosphate de zinc.

Disons un mot de ces dernières obturations.

1° *L'aurification* consiste à remplir la cavité de la dent avec de l'or en feuilles, soit en cylindres, soit en boules, que l'on tasse de façon qu'aucune particule de liquide ne puisse passer entre l'obturation et la paroi de la cavité. L'or étant chimiquement pur est absolument inaltérable dans la bouche, et une aurification bien faite est incontestablement la meilleure obturation possible. C'est une des opérations les plus délicates de l'art dentaire, car elle demande dans certains cas une grande habileté manuelle que l'on ne peut acquérir que par la pratique.

2° *L'obturation des dents avec les amalgames*, bien qu'elle réclame aussi une préparation suffisante de la cavité à obturer, est beaucoup plus facile.

On prépare l'amalgame en mélangeant des alliages composés d'argent, d'or, de platine et d'étain avec une quantité suffisante de mercure. On obtient ainsi une pâte molle qui sert à obturer. L'amalgame durcit au bout de quelques heures, et fait dans certains cas des obturations excellentes. Malheureusement tous les amalgames connus se rétractent plus ou moins, et n'adhérant plus aux parois de la cavité, la carie récidive à côté de l'obturation au bout d'un temps plus ou moins long. On peut éviter en partie ces inconvénients en préparant la cavité de façon à contrebalancer cette rétraction qui se fait suivant des lois bien déterminées par M. Smith Dodge (*Dental Cosmos*, 1884), et on peut alors obtenir des obturations de très longue durée.

3° *Les ciments* se composent d'oxyde de zinc uni ou non à de la silice, qui, mélangé avec de l'acide phosphorique, forme un composé dur et insoluble à prise rapide. Comme on peut obtenir avec eux des colorations diverses, selon la couleur des dents, ils rendent de réels services, surtout pour les obturations des dents antérieures.

Nous nous sommes étendu assez longuement sur la destruction de la pulpe pour que nous n'ayons plus à y revenir.

Pour nous résumer, nous voyons que la pulpe découverte, mais saine, peut être traitée par le coiffage. Si elle est congestionnée, si elle a été sujette à des irritations et a causé des douleurs, il faut la détruire.

Il nous reste à étudier les dents dont la pulpe est hypertrophiée, celles dont la pulpe ou les nerfs radiculaires sont en suppuration, et les dents sans pulpe.

Pulpe hypertrophiée.

On aperçoit souvent, au milieu d'une dent en partie décowonnée, un bourgeon volumineux, pas très sensible, saignant facilement, et sécrétant un liquide d'odeur fétide. Il s'agit de savoir dans ce cas si l'on a affaire à une pulpe, ou à de la gencive, qui se trouvant irritée par les bords rugueux de la dent, en partie détruits par la carie, s'est hypertrophiée et

garnit la cavité. L'exploration permettra de faire
facilement le diagnostic, car on trouvera le pédicule
sur un des côtés de la cavité, si c'est une tumeur
gingivale. On n'aura alors qu'à sectionner le pédicule avec des ciseaux courbes, et l'on pourra traiter
la dent si on le juge à propos.

Si, au contraire, la tumeur est une pulpe hypertrophiée, son pédicule se trouvera au centre de la
dent, et la sensibilité sera plus grande.

Comme ces tumeurs de la pulpe sont fort désa-
gréables à cause de leur suppuration, des douleurs
et de la mauvaise haleine qu'elles provoquent, on
extrait la dent ou bien on se contente d'enlever la
pulpe si l'on espère pouvoir utiliser ce qui reste de
la dent.

Pour enlever les pulpes, on a employé les caustiques tels que l'acide arsénieux, l'acide chromique,
le nitrate d'argent, etc. Ils ont l'inconvénient d'agir
trop lentement : aussi le meilleur moyen consiste
dans l'emploi du cautère actuel, galvano ou thermo-
cautère.

La souffrance qu'il provoque est insignifiante,
et la cavité pulpaire se trouve immédiatement net-
toyée.

On laisse la dent ouverte deux ou trois jours pour laisser éliminer les eschares, et on la traite ensuite comme une dent à pulpe exposée; on détruit le reste des nerfs dentaires avec l'acide arsénieux, ou on les extirpe avec des tire-nerfs.

Pulpe en suppuration.

On a souvent à traiter dans la pratique des dents dont la pulpe, détruite en grande partie, laisse écouler un liquide d'odeur fétide. Il ne reste que des portions de nerfs dentaires en détritus, et la suppuration provient de ces débris de nerfs ou du périoste qui est atteint d'inflammation chronique et fournit cet exsudat.

Ce sont les cas les plus ennuyeux à traiter, car il ne s'agit pas seulement de nettoyer la dent et de l'obturer, mais il faut encore tarir cette sécrétion du périoste qui s'est pour ainsi dire organisé pour suppurer.

Dans ce cas, le nettoyage des canaux doit se faire

avec beaucoup de ménagements, pour ne pas refouler des matières septiques des canaux au delà du
foramen, car elles provoqueraient une périostite
aiguë avec abcès et fluxion. Il ne faut mettre, au
début, que des cotons antiseptiques peu serrés dans
les canaux et un coton simple par-dessus, car si l'on
s'opposait subitement à l'issue des liquides sécrétés,
on s'exposerait aux mêmes accidents.

On continue le traitement comme nous l'avons
indiqué pour la carie du troisième degré; mais il
faut se rappeler que les résultats sont moins rapides
et les accidents beaucoup plus fréquents, car il peut
arriver qu'une des racines de la dent soit affectée
de kyste périostique. Dans ce cas, l'extraction est
souvent nécessaire, lorsque les traitements les plus
minutieux échouent. M. Martin, médecin dentiste à
Lyon, a pourtant proposé un traitement qui consiste à trépaner l'alvéole au niveau de l'apex et à
enlever, toujours à l'aide du trépan, le bout de
racine qui porte le kyste.

M. le Dr Shreier, dentiste à Vienne, a proposé
un nouveau médicament pour stériliser par décomposition chimique les produits ichoreux des canaux.
— Le contenu de la chambre pulpaire et des canaux

radiculaires en suppuration se diviseraient, d'après l'auteur, en produits partiellement solubles et en produits en partie suspendus dans l'eau : ce sont des particules d'albumine en décomposition, des acides gras, de nombreuses combinaisons gazéiformes, entre autres l'hydrogène sulfuré, l'acide phosphorique, l'acide carbonique, l'ammoniaque, l'azote, et enfin une quantité considérable de microorganismes. L'auteur se propose, à l'aide d'un médicament de son invention (mélange ou amalgame de potassium et de sodium), de transformer ces matières purulentes en un savon aseptique.

Il charge un extracteur barbelé de sa préparation et l'introduit dans les canaux radiculaires; on en voit aussitôt sortir une masse grasse avec un bruissement de bulles gazeuses. On peut alors constater, en sentant les matières que ramène l'extracteur ou tire-nerf, que l'odeur forte de putréfaction que l'on constatait au début s'est totalement modifiée; l'odeur que l'on perçoit est celle du savon mou. Les deux métaux alcalins, en effet, insérés dans le canal s'enflamment au contact des matières aqueuses en s'emparant de l'oxygène de l'eau qu'elles contiennent; l'hydrogène est mis en liberté. La soude et la potasse s'unissent avec les corps gras pour former un savon.

L'antisepsie du canal s'obtiendra ainsi d'une façon rapide à cause de la chaleur considérable produite par la décomposition du kalium et par la transformation du contenu aseptique des canaux en produits solubles.

Ce médicament agit très bien pour désodoriser les canaux à odeur fétide, mais il se décompose facilement et forme des oxydes si l'on n'a pas le soin de refermer avec une spatule chaude les trous faits par le tire-nerf dans la paraffine qui recouvre le kalium.

On peut se servir aussi avec succès de naphtol-camphré-iodé que l'on porte avec une mèche dans les canaux, préalablement nettoyés avec du chloroforme, dans le but de dissoudre les matières grasses qu'ils contiennent.

Pulpe ayant complètement disparu.

Ce genre d'affection se distingue peu du précédent. Il n'y a plus ici de nerfs dentaires; on ne trouve que des détritus imbibés d'un exsudat à odeur fétide, ou bien les canaux sont secs.

Le traitement est le même.

Complications de la carie.

Périostite. — Nous ne parlerons ici que des périostites consécutives à la carie, car les périostites traumatiques, diathésiques, et la périostite alvéolo-dentaire généralisée seraient en dehors des limites de notre sujet.

La périostite est une des complications les plus fréquentes de la carie du troisième degré.

On peut l'observer sous l'influence de la congestion pulpaire, après un coiffage qui comprime la pulpe ou après une obturation intempestive, arrêtant subitement une sécrétion qui a pu passer inaperçue.

Fluxion. — La fluxion dentaire se caractérise par un œdème parfois considérable de la face, au niveau de la dent malade; elle n'est que la période prémonitoire d'un abcès en formation. Nous devons surtout insister sur ce point, c'est que la fluxion et l'abcès dentaire sont constamment produits par une dent ou racine à pulpe morte. Ce fait est très important à connaître, car il indique le traitement à instituer et permet d'arriver rapidement à un bon résultat.

La fluxion est constamment d'origine microbienne.

Elle provient le plus souvent de l'introduction dans le périoste de produits septiques apportés par l'arrêt de la sécrétion d'une pulpe purulente, ou par un nettoyage irraisonné des canaux. Le périoste irrité se congestionne, et l'on voit se produire alors tous les phénomènes de l'inflammation qui se terminent par la formation d'un abcès si l'on n'intervient pas.

Il semble au patient que sa dent est devenue plus longue, elle est sensible à la pression, mobile dans son alvéole à cause de l'épaississement du périoste. Une pression forte semble calmer ces phénomènes douloureux qui reparaissent aussitôt que la pression a cessé. La percussion de la dent donne de la matité et de la douleur.

Si la dent est obturée, on doit la désobturer im-

médiatement pour donner issue aux liquides accu-
mulés dans ses canaux et pour empêcher l'abcès de
se former.

Il faut, dans tous les cas, nettoyer les canaux et
mettre un coton simple dans la cavité.

On peut calmer la douleur par des applications sur
la gencive de révulsifs, teinture d'iode et d'aconit à
parties égales, par l'application d'une sangsue, de
petits sinapismes préparés spécialement pour cet
usage (capsicum plasters), par des scarifications ou
des pointes de feu, surtout si l'on pense qu'un
abcès est en voie de formation.

Sous l'influence de l'obstruction causée par des
matières alimentaires, des dents cariées au troisième degré et non soignées provoquent une périostite qui devient rapidement chronique et donne lieu
à des abcès qui se succèdent à des intervalles plus
ou moins éloignés.

Abcès. — Les abcès s'ouvrent le plus souvent sur
la gencive à hauteur de la racine qui les a provoqués.

Ils détruisent l'os et la gencive à ce niveau et se
font issue dans la bouche. Ils s'ouvrent quelquefois
à l'extérieur et forment des fistules externes qui

nécessitent l'extraction immédiate des racines qui leur ont donné naissance.

Fistules. — Elles proviennent des causes que nous venons d'énumérer. Si elles sont causées par des racines, l'extraction est indispensable. Si c'est une dent que l'on pense pouvoir sauver, on lui fait subir le traitement que nous avons décrit à propos de dents sans pulpe compliquées d'abcès et de fistules.

EXTRACTION DES DENTS

EXTRACTION DES DENTS

Grâce aux soins minutieux et bien entendus que l'on donne actuellement aux dents, les extractions sont beaucoup moins fréquentes qu'autrefois. Il y a des cas cependant dans lesquels on est obligé d'y arriver, lorsque, par exemple, malgré tous les soins, la périostite n'a plus assez de vitalité pour redonner à la dent sa solidité première, et si son inflammation se traduit par des abcès alvéolaires qui récidivent et qui amènent des fistules.

L'extraction, dans ce cas, est indispensable si l'on a affaire à des bicuspidées ou des multicuspidées, car leur allongement provenant de la périostite gêne la mastication. Les incisives et les canines peuvent, au contraire, être conservées grâce à des pointes de feu, car elles ne viennent pas buter contre leurs antagonistes, et leur allongement est moins gênant.

6

On doit extraire les multicuspidées dont les racines sont séparées et ne peuvent plus servir à maintenir une obturation. Le pus qui s'écoule des racines donne à l'haleine des malades une odeur repoussante et les expose en plus à des abcès fréquents.

On doit de même extraire les dents de sagesse cariées au troisième degré, parce qu'il est presque impossible d'en soigner convenablement les canaux à cause de l'irrégularité de leurs racines. On ne peut guère obtenir que des demi-guérisons qui ont pour résultat des périostites à répétition, si bien que l'on est obligé de se résoudre à les extraire.

Il faut aussi enlever les dents déchaussées par une pyorrhée alvéolaire intense et dont l'ébranlement ne fait qu'empêcher la mastication, le traitement n'étant d'ailleurs plus possible à cette période.

En dehors de ces cas, on est quelquefois obligé d'extraire des dents qui auraient pu être conservées, et cela, parce que les occupations du client ne lui laissent pas le temps nécessaire pour suivre le traitement, et qu'il désire être immédiatement débarrassé de la dent qui cause ses douleurs et empêche son travail.

Mais il faut toujours examiner très soigneusement

la dent que le malade nous indique pour voir si c'est bien réellement celle-là qui cause les douleurs.

Il faut tout d'abord être bien persuadé de ceci : c'est que les névralgies dentaires, s'irradiant du côté de l'oreille, de la tempe, du trou sous-orbitaire, avec exacerbation nocturne, indiquent qu'un nerf dentaire vivant est exposé. On devra donc rechercher avec la sonde le point douloureux et, lorsqu'on l'aura trouvé, seulement on sera en droit de faire l'extraction.

Si, au contraire, le malade se plaint de douleurs constantes augmentées par la mastication, si ses dents lui semblent plus longues, s'il a un abcès ou une fluxion, on cherchera, en percutant les dents avec le manche de la sonde, quelle est celle qui est la plus douloureuse et que l'on devra extraire.

Le plus souvent, les douleurs provoquées par une pulpite aiguë des dents inférieures sont ressenties du côté de l'oreille;

Celles des dents supérieures, au trou sous-orbitaire et à la face;

Celles des bicuspides et des canines, à la tempe;

Celles des molaires, à la partie postérieure de la tête.

Ces indications sont utiles à connaître, mais il ne faut pas s'y fier d'une façon absolue ; il arrive, en effet, fréquemment qu'un malade vous indique de bonne foi que le *summum* de la douleur est ressenti à la mâchoire inférieure, alors que c'est une dent supérieure qui cause tout le mal.

Nous allons passer en revue les divers instruments qui peuvent servir à l'extraction et la manière de les employer. Nous donnerons ensuite à la fin de cette étude la série d'instruments indispensables pour faire les extractions courantes et les indications nécessaires pour se les procurer en donnant les numéros du catalogue dentaire de Ash, de façon qu'il n'y ait pas d'erreur possible.

CLEF DE GARENGEOT.

Nous commençons par la clef de Garengeot, qui, à cause de son ancienneté et des services qu'elle peut rendre aux médecins de campagne, mérite une description spéciale, surtout au point de vue de son application.

La clef de Garengeot est trop connue pour que
nous en fassions une description détaillée. Elle se
compose d'une tige, d'un panneton, d'un crochet,
et du manche qui agit sur la tige à la manière des
rayons d'une roue sur un essieu fixe. C'est un levier
très puissant, et cette puissance même peut la rendre
dangereuse dans des mains inhabiles.

Lorsque l'on a conscience de la force que l'on
peut développer, on évite les luxations rapides qui
semblent à certains opérateurs être le comble de
l'habileté et qui ne réussissent que sur des dents
peu solides, amenant au contraire des fractures des
alvéoles toutes les fois que l'on tombe sur une dent
résistante.

Si on l'emploie d'une façon prudente, on peut
faire avec la clef une grande partie des extractions
de multicuspidées et même de bicuspidées.

Ce qui a jeté un certain discrédit sur la clef, c'est
l'emploi qu'en font les débutants qui n'en connais-
sent pas le manuel opératoire, qui n'est pas décrit
d'une façon suffisamment précise dans les traités
de dentisterie, surtout depuis que l'on se sert
presque exclusivement des daviers, qui lui sont
d'ailleurs préférables dans la plupart des cas.

Aussi, voici ce qui arrive le plus souvent lorsqu'un opérateur inexpérimenté veut se servir de la
clef : il place son crochet au collet de la dent, le
panneton garni d'un linge sur la gencive du côté
opposé, et il fait faire à la clef une rotation brusque
qui n'aboutit qu'à ceci : ou bien à casser la dent au
collet, ou à déjeter complètement le bord alvéolaire
sur lequel s'appuie le panneton. Si la fracture alvéolaire se borne à l'alvéole de la dent que l'on extrait,
le mal n'est pas très grand, mais il peut arriver que
la fracture s'étende aux dents voisines, qui sont
alors privées de leur cloison alvéolaire. Celle-ci
finit par s'éliminer comme un corps étranger, en
laissant les dents restantes sans soutien et presque
fatalement perdues.

Voici un procédé qui permettra d'enlever sans
accident la plupart des grosses molaires. C'est en
somme le tour de main qui fait que certains dentistes habitués à manier la clef font de bonnes
extractions, sans causer d'aussi grands dégâts que
veulent bien le dire les fanatiques exclusifs du
davier.

Pour faire une bonne extraction à la clef, il faut
d'abord choisir un crochet dont la grandeur soit

en rapport avec le volume de la dent à extraire.

Cela a une grande importance, car l'extrémité fourchue d'un crochet qui décrit un trop petit arc de cercle a l'inconvénient d'abandonner le point où il est utile qu'il reste fixe pendant le mouvement de rotation du levier. Ce n'est plus alors le bout du crochet qui soulève la dent à son collet, mais le milieu de ce même crochet prend la dent sur le corps de la couronne, et celle-ci se brise souvent au niveau de la gencive.

Le crochet une fois choisi, on le fixe à la clef, soit à l'aide de la pompe, soit à l'aide de la vis dont est muni le panneton. On garnit ce dernier d'un linge, en ayant soin de ne pas mettre un gros tampon, comme le font certains opérateurs, qui sont alors forcés de prendre un point d'appui trop bas faute de pouvoir remonter suffisamment le panneton.

L'instrument est dès lors prêt à être appliqué, et voici comment on doit s'y prendre :

On applique le crochet au collet de la dent, en ayant soin de le maintenir en place à l'aide de l'index ou du pouce de la main gauche; le panneton se trouvant du côté opposé, on le relève le plus possible, jusqu'à ce que son bord inférieur sur lequel se fera la rotation arrive le plus près possible du collet.

Dans cette position on tient la dent comme entre les mors d'une pince et on évite par conséquent de trop s'appuyer sur l'alvéole. C'est à ce moment que doit commencer l'extraction qui s'exécute comme il suit : au moment où l'on commence à faire le mouvement de rotation du manche, on appuie fortement sur le crochet avec l'index de la main gauche, de façon à le faire pénétrer au-dessous du collet, puis on luxe la dent en faisant tourner le manche, tout juste assez pour la détacher de l'alvéole, et en faisant une traction pour l'enlever selon son axe.

Pour nous faire mieux comprendre, supposons que l'on ait à extraire une dent du bas et du côté gauche. On la prend avec le crochet sur la face externe, le panneton à l'intérieur, les doigts tournés en dessus sur le manche ; on fait une rotation d'un demi-quart de cercle environ, et, comme l'on tient la dent comme avec une pince, ainsi que nous l'avons dit plus haut, on cherche à l'enlever de son alvéole, et on y arrive très facilement avec un peu d'habitude.

Tous ces mouvements n'en font qu'un seul en somme, mais c'est pour mieux faire comprendre ce tour de main que nous l'avons ainsi décomposé.

On reproche à la clef de ne faire la luxation que d'un seul côté; cela est vrai, si bien qu'on est quelquefois obligé de changer le crochet de côté pour terminer une extraction. Les daviers lui sont incon_testablement supérieurs, mais la clef de Garengeot peut rendre de grands services, et c'est pour cela que nous nous sommes étendu si longuement sur la façon de s'en servir. Disons de plus qu'elle peut même être d'un grand secours aux dentistes pour extraire des dents d'une solidité exceptionnelle, comme il nous a été donné d'en trouver quelques-unes, sur lesquelles de solides daviers s'étaient ébréchés.

On pourra aussi s'en servir pour enlever des dents découronnées possédant encore une paroi ou un fragment de paroi faisant saillie hors de l'alvéole. On a des chances pour enlever ainsi la dent entière.

De même dans un cas anormal comme le suivant, une dent de sagesse cassée en biseau qui ne présente que sa paroi externe. Il n'existe pas de molaire de douze ans qui puisse servir de point d'ap-

pui à un élévateur, et le bord interne est caché sous
la gencive. Le davier ordinaire n'est pas applicable
dans ce cas, et, comme la langue de carpe n'a pas
de point d'appui suffisant, on peut se servir de la
clef, qui réussit très souvent à luxer la dent, avant
de recourir aux daviers alvéolaires.

Nous avons parlé jusqu'ici de la manière d'agir
de la clef de Garengeot; nous allons voir maintenant comment on doit l'appliquer suivant que l'on
a à extraire une dent du bas, du haut, du côté gauche ou du côté droit.

Règles générales. — Toutes les fois que l'on veut
extraire une dent du bas, on doit se tenir à la droite
du malade et lui faire face; il doit avoir la tête
droite et bien appuyée.

Pour extraire les dents du haut, on doit se placer
derrière; le malade doit avoir la tête fortement penchée en arrière, de façon que l'opérateur puisse toujours bien voir la dent à enlever, sans que la vue
soit masquée par l'index de la main gauche qui
appuie sur le crochet. Pour extraire ces dents, lorsque l'on n'a pas à sa disposition un fauteuil conve-
nable, voici un petit procédé qui pourra rendre des
services, surtout à la campagne. On fait asseoir le

malade à terre ou sur un tabouret très bas, on se place derrière lui et on lui maintient la tête entre les genoux. La position n'est pas très élégante, mais elle est fort commode.

Comme les parois alvéolaires doivent céder pour laisser sortir les dents que l'on extrait, il s'agit de savoir, avant de luxer une dent, quelle est celle de ces parois, l'interne ou l'externe, qui, étant la moins épaisse, cédera le plus facilement. C'est, en effet, du côté de cette paroi que devra porter l'effort le plus considérable.

Il faut donc savoir qu'à la mâchoire inférieure, la paroi alvéolaire interne est moins épaisse au niveau des deuxièmes multicuspidées et des dents de sagesse, que c'est au contraire l'externe qui cède le plus facilement au niveau de toutes les dents antérieures, et qu'enfin les deux parois sont à peu près d'égale force au niveau des premières multicuspidées; et d'autre part qu'à la mâchoire supérieure, c'est toujours la paroi externe qui, étant la plus faible, offre le moins de résistance.

D'après ces données anatomiques, on doit, pour luxer une dent à la clef, placer le panneton du côté où la paroi alvéolaire est le plus mince, puisque la luxation se fait toujours du côté où se trouve le panneton. Par conséquent, on doit luxer les dents du haut en dehors, les dents du bas en dedans. (La première multicuspidée du bas peut se luxer indifféremment en dedans ou en dehors.)

En aucun cas, on ne doit enlever à la clef ni les canines ni les incisives.

Place que doit occuper le crochet et position des doigts dans les diverses extractions.

1° Pour extraire une molaire du *haut et du côté gauche*, on place le crochet en dedans de façon à luxer la racine palatine, le panneton en dehors, et on tient le manche avec la main tournée en supination, le malade ayant la tête penchée en arrière.

2° *Molaires du haut et du côté droit.* Le crochet en dedans, le panneton en dehors, la main en pronation.

3° *Molaires du bas du côté gauche.* Crochet en dehors, panneton en dedans, main en supination.

4° *Molaires du bas du côté droit.* Crochet en dehors, panneton en dedans, main en pronation.

Il faut se familiariser avec ces principes qui rendent plus facile la pratique des extractions à la clef.

DAVIERS.

Les modifications que Tomes a portées dans la fabrication des daviers en faisant mouler les mors de chacun d'eux sur la dent qu'il est destiné à extraire ont complètement changé l'arsenal du dentiste et le manuel opératoire. Le grand avantage des daviers consiste en ce qu'ils ne saisissent que la dent sans prendre en aucun cas point d'appui sur les bords alvéolaires, et qu'ils permettent de la luxer absolument au gré de l'opérateur, selon les nécessités de l'opération. Ce sont des avantages qui sont surtout très appréciables dans l'extraction des dents mono-radiculaires pour lesquelles il faut faire quelquefois des mouvements de rotation sur l'axe.

Le davier actuel est, en même temps qu'un instrument d'extraction, un instrument d'énucléation. En effet, le premier temps de l'extraction au davier consiste à l'enfoncer profondément sous la gencive, de façon à décoller l'alvéole et le périoste pour saisir la dent au-dessus du collet. C'est là que l'on a véritablement une prise solide qui permet d'enlever la dent sans crainte de la casser, et si dans les débuts on brise beaucoup de dents, c'est parce qu'on ne remonte pas assez haut dans l'alvéole.

Lorsque l'on commence à se servir du davier, il est quelques principes qu'il est indispensable de connaître pour faire une bonne extraction, c'est-à-dire pour enlever la dent sans causer des désordres dans les parties voisines, et pour que le patient ait à supporter le minimum de douleur.

Il faut d'abord se bien placer auprès du malade, de façon que la main gauche serve en même temps à bien découvrir la dent à extraire, et à empêcher les mouvements du patient qui pourraient nuire à la bonne exécution de l'opération.

Comme ces positions varient suivant la dent à extraire, nous les étudierons à mesure que nous nous occuperons de chaque dent en particulier.

Voyons d'abord quels sont les daviers nécessaires pour les extractions, nous verrons ensuite leur mode d'emploi.

Mâchoire supérieure.

— Pour la mâchoire supérieure, il faut avoir un davier droit pour les incisives centrales, qui pourra aussi servir pour les canines, un davier à becs plus étroits pour les incisives latérales.

— Pour les bicuspides, il existe des daviers spéciaux à mors étroits, légèrement courbés, pour permettre de les introduire plus facilement sans être gêné par la mâchoire inférieure. On peut quelquefois se servir du davier droit pour les bicuspides; mais ces dents sont si fragiles qu'il faut les prendre le plus haut possible (surtout les premières) et qu'il est indispensable d'avoir pour elles un davier spécial.

— Pour les grosses molaires, deux daviers, pour le côté droit et le côté gauche. Ces dents présentant deux racines externes et une palatine interne, les daviers sont munis d'une pointe et de deux gorges du côté externe, la pointe devant se loger entre les deux racines; le mors interne, au contraire, forme une seule gorge pour la palatine, très volumineuse.

— Pour les dents de sagesse, un seul davier sert pour les deux côtés. Les mors devant s'adapter sur le collet arrondi de dents sans racines divergentes, et le plus souvent se terminant en cône, sont semblables et présentent une gorge de la largeur du collet.

— Pour les racines du haut, un davier contrecoudé à bords minces.

Mâchoire inférieure.

Malgré qu'il existe des daviers spéciaux pour chaque forme de dents, nous conseillons de choisir deux daviers à racines du bas, becs de faucon : un fort à mors un peu larges, et un autre à bords très étroits. Le premier peut servir à enlever les canines, les prémolaires et les grosses racines de multicuspidées; le deuxième, les incisives centrales très étroites, les latérales et les racines minces.

— Pour les grosses molaires, un davier à bec de faucon servant pour les deux côtés.

— Pour les dents de sagesse, un davier spécial et une langue de carpe qui suffira le plus souvent.

Pour nous résumer, les daviers indispensables sont :

Mâchoire supérieure.

Incisives,
Canines.   { davier droit.
Prémolaires. — Davier légèrement courbé sur le plat.
Molaires. — Deux daviers, droit et gauche.
Dent de sagesse. — Un davier.
Racines. — Un davier baïonnette pouvant servir pour toutes les racines du haut.

Mâchoire inférieure.

Incisives,
Canines,   (Deux daviers à racines bec de faucon, — un
Prémolaires,   (étroit et un large.
Racines.
Molaires. — Un bec de faucon pour les deux côtés.
Dent de sagesse. — Un davier.
En tout : Dix daviers.

Il faut avoir, en outre, un élévateur droit et une langue de carpe pour extraire les racines et les dents de sagesse. Ces derniers instruments rendent d'énormes services aux opérateurs qui se sont habitués à les employer. On peut exécuter avec eux des

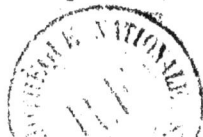

7

opérations impossibles à faire avec les autres instruments.

L'extraction au davier peut se diviser en trois
temps.

Premier temps. — On place le davier et on saisit
la dent.

Deuxième temps. — On détruit les liens mem-
braneux qui rattachent la dent à l'alvéole, et on fait
les mouvements de luxation nécessaires pour bien
la détacher.

Troisième temps — Extraction proprement dite,
ou traction de l'organe malade hors de l'alvéole.

1º Dans le premier temps, le davier est tenu
légèrement dans la main, le pouce entre les deux
branches près de l'articulation, de façon à pouvoir
régler à volonté le degré d'ouverture des mors, le
petit doigt en dedans de la branche qui se trouve à
gauche si l'on regarde le davier étendu à plat dans
la paume de la main.

De cette façon, la branche droite, maintenue par
le pouce, reste immobile, tandis que la gauche peut
être mobilisée par les mouvements d'extension du
petit doigt, la flexion du médius ou de l'annulaire,

ce qui permet d'ouvrir et de fermer les mors de l'instrument avec facilité.

Lorsque l'on a le davier bien en main, on place d'abord le mors le moins accessible à la vue, puis on le ferme doucement sur le collet de la dent. Cela fait, on pousse l'instrument avec fermeté de façon à saisir l'organe à extraire au-dessus du collet. Il ne faut pas craindre de remonter trop haut, car on fait en quelque sorte une énucléation, qui diminue de beaucoup les efforts de luxation que l'on aura à faire ensuite. On peut s'aider de quelques légers mouvements de rotation pour faciliter l'introduction des mors.

La pratique, du reste, apprendra à ne pas déployer une force inutile pour extraire des dents peu solides, et, au contraire, à pénétrer profondément dans l'alvéole pour saisir des racines à bords fragiles sans risquer de les écraser.

2° Dans le deuxième temps, on doit rompre les attaches périostiques à l'aide de luxations et en faisant quelquefois un peu de rotation pour les dents à racines coniques. On doit exagérer la luxation du côté où la résistance est moindre.

3° Le troisième temps doit s'effectuer lorsque l'on

juge la luxation suffisante. On retire alors la dent de l'alvéole suivant son axe longitudinal.

Voyons maintenant comment il faut opérer suivant le genre de dents que l'on a à extraire.

Disons tout d'abord que pour les extractions de la mâchoire supérieure, le malade doit avoir la tête penchée en arrière, de façon que la dent à enlever puisse se voir facilement.

Si l'on n'a pas de fauteuil mécanique, ou même un fauteuil ordinaire sur lequel le malade puisse se placer convenablement ; si, comme il arrive souvent à la campagne, on n'a à sa disposition que des chaises, voici un petit procédé fort commode : le malade étant assis sur une chaise, on place derrière celle-ci une autre chaise sur laquelle l'opérateur met son pied gauche ; son genou recouvert d'une serviette servira de support à la tête du malade, qui se trouve alors bien placée pour faire l'extraction des dents supérieures avec les daviers, et même avec les élévateurs.

Le malade une fois bien placé, l'opérateur se tient à sa droite et lui fait face, ou bien un peu en arrière pour pouvoir bien maintenir sa tête à l'aide de l'avant-bras gauche. Ces deux méthodes ont pour défenseurs d'excellents praticiens, et nous allons les décrire toutes deux.

Nous croyons toutefois qu'il vaut mieux choisir de préférence la position qui permet de maintenir le plus solidement la tête du malade, car, sous l'influence de la peur, celui-ci peut, par quelque mouvement inattendu, faire casser sa dent et compliquer par ce fait une opération quelquefois fort simple. Or, le meilleur moyen pour éviter cet accident est de maintenir la tête du malade à l'aide des doigts de la main gauche qui tiennent l'arcade dentaire et du poignet qui presse sur le front, ou bien de l'avant-bras qui passe sur le côté gauche de la tête et peut la tenir contre la poitrine de l'opérateur.

Cela ne veut pas dire que dans la plupart des opérations on ait à déployer beaucoup de force, et que tous les malades bougent lorsqu'on les opère, ce qui est au contraire assez rare; mais, si le cas se présente, la pression légère que l'on fait sur le front n'a qu'à s'exagérer un peu, et il est facile de terminer l'opération sans accident. Cette manière d'agir a une réelle importance, car un client peureux, qui vous aura par sa faute fait casser une dent, se décidera difficilement à se laisser enlever la racine.

Pour nous résumer, toutes les fois que l'on fait une extraction, il est indispensable : 1º de bien voir la dent à extraire, et pour cela on se sert des doigts de la main gauche qui écartent les joues et même la langue; 2º d'avoir une position qui permette d'empêcher tout mouvement brusque chez le malade pendant l'opération.

Avant de décrire l'extraction de chaque dent en particulier, nous diviserons en quatre groupes les dents à extraire.

1er groupe. — Dents du haut du côté gauche.
2e   —   —   côté droit.
3e   —   Dents du bas   côté gauche.
4e   —   —   côté droit.

(Il s'agit, bien entendu, du côté gauche ou du côté droit du malade.)

A chacun de ces groupes correspond une position différente de l'opérateur, et c'est pour en rendre la description plus simple et plus facile à retenir que nous avons ainsi divisé notre sujet.

Premier groupe. — Dents supérieures.
Côté gauche.

L'opérateur placé à la droite du malade, son index de la main gauche soulève la lèvre, le pouce tient la paroi alvéolaire interne de la dent à extraire. C'est une excellente position pour enlever les cuspidées et les bicuspides, même avec l'élévateur. Le pouce et l'index permettent de sentir pendant l'opération le degré de résistance des bords alvéolaires ou la direction de la pointe de l'élévateur.

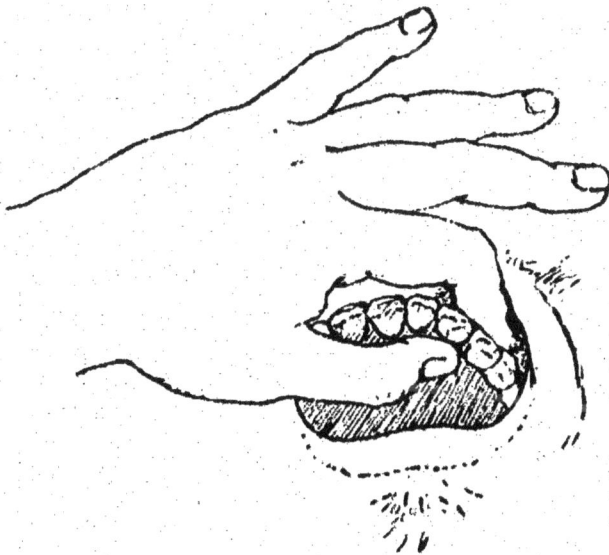

Le pouce peut aussi, dans les opérations faciles, s'appuyer simplement sur l'arcade dentaire, au voisinage de la dent que l'on extrait; on tient ainsi solidement la mâchoire.

Incisives et canines supérieures gauches. — L'opérateur, placé comme nous venons de le décrire, introduit le davier droit à incisives, le mors lingual le premier, puis le mors buccal, qu'il applique au collet de la dent, puis il l'enfonce sous l'alvéole suivant le grand axe de la racine jusqu'à ce qu'il juge la prise suffisante. Il fait alors un léger mouvement de rotation, puis une luxation en avant, la paroi alvéolaire externe étant plus mince que la paroi interne plus résistante, ainsi qu'il est facile de le constater sur le squelette; il luxe la dent en arrière, puis encore en avant, jusqu'à ce qu'elle soit suffisamment mobile pour être extraite, ce qui se fait en la tirant graduellement en bas selon son axe.

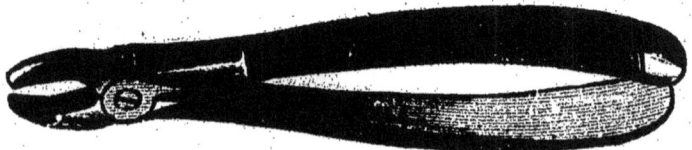

Davier pour incisives et canines supérieures (n° 1).

Les canines ayant des racines longues et résistantes, il est bon de les saisir assez haut et de joindre des mouvements de rotation sur l'axe, aux luxations en dedans et en dehors.

Pour les incisives latérales, moins volumineuses que les centrales, on peut avoir un davier à mors plus étroits.

Les mouvements de luxation doivent être faits sans brusquerie, et il faut éviter le défaut qu'ont certains opérateurs de précipiter les luxations lorsqu'ils voient que la dent résiste. Plus on opère et plus on voit qu'il vaut mieux agir lentement. Si la résistance que l'on éprouve est anormale, soit par l'anomalie des racines, soit par adhérence de la dent au maxillaire, à la suite d'une ostéïte, on peut modifier son manuel opératoire et éviter ainsi de briser une dent ou de léser l'alvéole, ce qui ne manquera pas d'arriver si l'on se presse trop.

Bicuspides supérieures gauches.

Le davier employé pour les prémolaires est légèrement courbé sur le plat pour ne pas venir buter contre la mâchoire inférieure. Il a, de plus, des mors plus étroits que ceux du davier à incisives, à cause du peu d'épaisseur antéro-postérieure de ces dents. La première bicuspidée est une des dents les plus difficiles à extraire à cause du peu de résistance de sa racine qui est très souvent bifide près de l'apex, et quelquefois se divise en deux racines bien distinctes partant de la couronne et allant en divergeant.

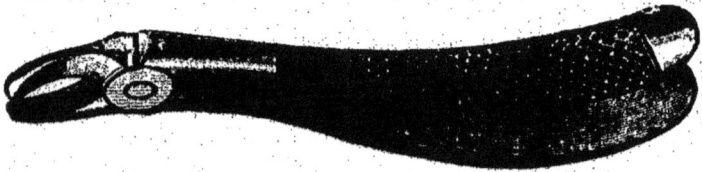

Davier pour bicuspides supérieures (n° 7).

Cette disposition des racines et leur friabilité sont des conditions suffisantes pour engager les opérateurs à prendre les plus grandes précautions. Ils doivent donc choisir un davier à mors bien effilé, le remonter le plus haut possible, et faire des luxations prudentes surtout au début. Il est évident que l'on doit s'abstenir de tout mouvement de rotation. On luxe la dent par des petits mouvements en dehors et en dedans.

La deuxième bicuspidée est le plus souvent une racine unique et, bien qu'elle soit fragile, son extraction est relativement facile.

Grosses molaires supérieures gauches.

Ces dents ont trois racines, deux externes et une interne, la plus volumineuse ; c'est la racine palatine qui est légèrement divergente. Le davier doit avoir une forme spéciale qui lui permette d'embrasser la base des racines et de s'y appliquer parfaitement, sans quoi ces dents, très résistantes, risqueraient de se casser pendant l'extraction. Il est donc plus volumineux que ceux que nous avons vu précédemment et possède une courbure plus forte afin de mieux pénétrer dans la bouche sans que les mouvements de l'opérateur soient gênés. Il possède une gorge pour la racine palatine et deux gorges plus petites séparées par une pointe pour les racines externes.

C'est dans l'extraction de ces dents qu'il convient de bien tenir la tête du malade, car les luxations ne

sont plus aussi faciles à cause de la grosseur et de
la solidité de ces organes, de la divergence et du
nombre de leurs racines.

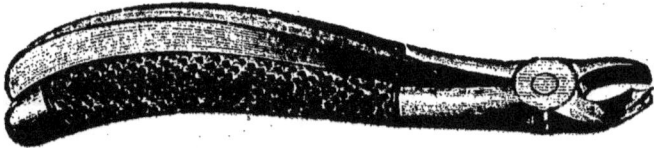

Davier pour grosses molaires supérieures gauches (n° 18).

On introduit le davier avec force, afin que la
pointe externe pénètre bien entre les racines, et que
la racine palatine soit bien saisie à sa base.

On fait alors une luxation en dehors, puis en dedans et une troisième en dehors, en tirant en bas,
car c'est du côté externe que se trouve la paroi
alvéolaire la plus faible, et c'est en dehors que l'on
doit extraire ces molaires, à cause de la divergence
de la racine palatine qui se casserait si on luxait
trop fortement en dedans.

La deuxième grosse molaire supérieure gauche
s'enlève de la même façon et avec le même davier
que la première.

La troisième molaire ou dent de sagesse du haut
a, la plupart du temps, des racines accolées et réu-

nies en forme de cône, tandis que son collet est
assez régulièrement arrondi. Aussi le davier qui sert
à l'extraire a-t-il des mors absolument semblables
et en forme de segments de cercle à peu près régu-
liers. La courbure de l'instrument est plus accen-
tuée que celle des daviers à grosses molaires pour
atteindre plus loin dans la bouche.

Le davier à dent de sagesse sert indistinctement
pour les deux côtés.

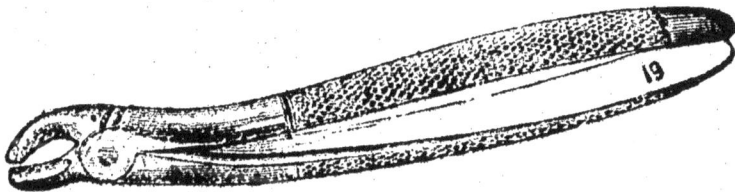

On procède à l'extraction de la manière suivante :
la dent une fois saisie, on effectue avec le davier
un mouvement de rotation de dedans en dehors et
de haut en bas qui suffit à luxer la dent et à l'extraire suivant son axe d'implantation.

Deuxième groupe. — Dents supérieures.
Côté droit.

Les daviers sont les mêmes pour les incisives, canines, bicuspides et dent de sagesse. Le davier à grosses molaires diffère seul. Ses mors, semblables à ceux du davier pour les molaires gauches, sont seulement changés de côté; la nervure et les deux petites gorges sont du côté externe, à gauche par conséquent.

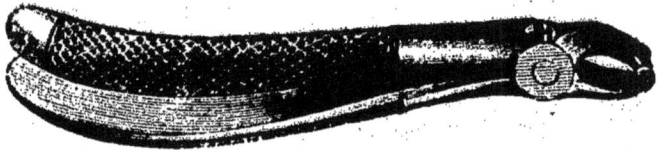

Davier pour grosses molaires supérieures droites (n° 17).

Les luxations et l'extraction se font de la même manière; la position seule de l'opérateur change.

Il se tient derrière le malade (un peu sur le côté droit pour les incisives et les canines).

Il soulève la lèvre avec l'index de la main gauche.

passe le médius et l'annulaire sous l'arcade dentaire supérieure et appuie son poignet sur le front
du malade. L'index sert à écarter la joue pour extraire les grosses molaires, tandis que les deux autres doigts tiennent solidement les dents antérieures.

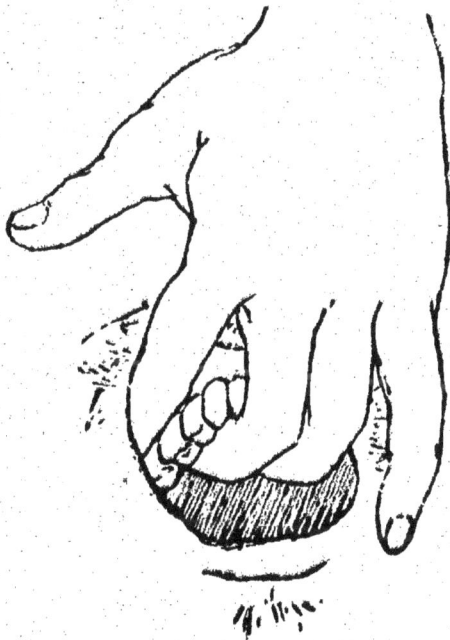

Troisième groupe. — Dents inférieures.
Côté gauche.

L'opérateur se tient sur la droite et presque en face du malade ; le pouce gauche est placé sur l'arcade dentaire inférieure, les autres doigts sous le menton pour bien maintenir la mâchoire immobile. Le malade doit avoir la tête droite, de façon à bien montrer la dent à extraire, la mâchoire presque horizontale.

Les daviers pour extraire les dents du bas sont de deux modèles différents : l'un d'eux est un davier courbé sur le plat qui s'introduit par la partie moyenne de la bouche. Il a l'avantage de rendre plus faciles les luxations en dedans et en dehors : mais il possède aussi le désavantage bien plus grand de masquer le champ opératoire, si bien qu'on se sert presque constamment du deuxième type de davier, qui est le *bec de faucon*.

Ce dernier est courbé sur le côté, ce qui fait qu'au moment où l'on s'en sert, les mors de l'instrument étant dans la position verticale, ses branches se trouvent l'une au-dessus de l'autre.

Grâce à cette disposition, les daviers de cette forme s'introduisent par les côtés de la bouche pour les molaires et leurs racines, et l'on voit constamment l'endroit exact où l'on place le davier.

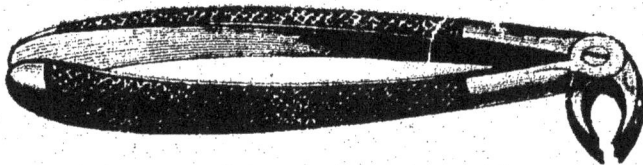

Davier bec de faucon pour grosses molaires inférieures (n° 22) servant pour les deux côtés.

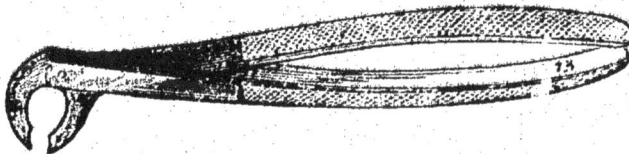

Davier pour grosses molaires inférieures avec articulation à goupille (n° 73).

Nous allons décrire les extractions du bas avec les divers modèles de bec de faucon; ce sont les daviers que l'on emploie le plus fréquemment.

Incisives inférieures gauches. — Les incisives

8

inférieures ont des racines très grêles, aussi doit-on les luxer avec ménagement par de petits mouvements de dedans en dehors. On termine en tirant la dent un peu en dehors et en haut, en ayant soin d'agir toujours sans brusquerie pour éviter de toucher aux dents supérieures, que l'on peut ébrécher avec le davier lorsque la dent cède brusquement à une traction trop forte.

Avant de placer le davier, on applique le pouce gauche sur l'arcade dentaire, les autres doigts sous le menton, en se tenant en avant du malade.

Les canines ayant une racine plus forte, on doit se servir d'un davier à mors plus larges; la force à déployer doit être aussi plus grande.

Les prémolaires ont une racine conique, ce qui permet d'ajouter un peu de rotation sur l'axe aux luxations latérales.

Davier pour bicuspides inférieures (sous-alvéolaire n° 81).

Toutes les fois que l'on éprouve de la difficulté

pour bien introduire les mors de l'instrument, on n'a qu'à appuyer fortement avec le pouce de la main gauche sur l'articulation du davier, en ayant soin de presser légèrement sur les branches pour que les mors suivent bien le long de la racine et n'aillent pas léser la gencive ou même l'alvéole.

Cette pression du pouce sera surtout nécessaire pour les grosses molaires, qui présentent une résistance beaucoup plus grande et qu'il faut par conséquent bien tenir pour éviter de les briser.

Grosses molaires.

Le davier pour les grosses molaires est muni de mors plus larges, et la gorge de ces mors est terminée au milieu par une pointe qui doit pénétrer entre les deux racines. La luxation se fait comme toujours en dedans et en dehors par des mouvements d'élévation et d'abaissement des branches du davier, qui vont en augmentant d'ampiitude à mesure que l'on sent que les adhérences se rompent. L'extraction se termine par une luxation en dehors et en haut.

Notons en passant que si les dents ou racines que l'on a à extraire ne se présentent pas bien à la vue ou sont cassées trop près de la gencive, il faut écarter la joue avec l'index de la main gauche placé en dehors de l'alvéole, mettre le médius du côté alvéolaire interne pour écarter la langue, tandis que le pouce est placé sous la symphyse du menton.

C'est une excellente position pour extraire les racines de molaires gauches à l'élévateur.

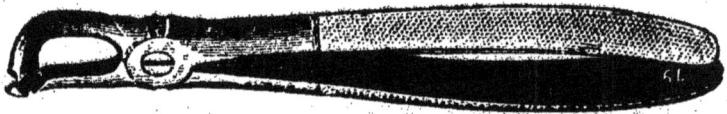

Davier pour les molaires inférieures découronnées. L'écartement de ses mors permet de bien voir la dent à extraire (n° 79).

Quatrième groupe. — Dents inférieures. Côté droit.

Les daviers sont absolument les mêmes et s'appliquent de la même façon; la position seule de l'opérateur change. Il doit se tenir derrière le ma-

lade, dont il entoure la tête avec son bras gauche ;
il met le pouce sur l'arcade dentaire et les autres
doigts sous le menton.

Pour les grosses molaires et les racines, on peut
écarter la joue avec l'index, tandis que le pouce est
placé contre la paroi alvéolaire interne, les autres
doigts sous le menton ou la branche droite du
maxillaire, suivant que l'on opère plus ou moins
profondément dans la bouche [1].

Cette manière de placer la main gauche rend de
grands services pour l'extraction de la dent de sagesse inférieure droite à l'aide de la langue de carpe.

Pour toutes ces extractions, le malade est ren-
versé fortement en arrière, tandis que la tête est
fléchie en avant pour permettre la libre entrée du
jour sur le champ opératoire.

Si le fauteuil que l'on possède peut se renverser,
il est alors aisé de placer le patient dans une position
favorable, sinon il faut monter sur des tabourets,
de façon qu'en se penchant en avant on puisse bien
voir la dent à extraire.

Ces détails paraîtront peut-être superflus, mais

1. Procédé de l'auteur.

ils sont indispensables à connaître si l'on veut mener à bien une extraction difficile.

Dents de sagesse inférieures.

Lorsque les dents de sagesse ont encore une grande partie de leur couronne, on les enlève avec un davier spécial qui sert pour les deux côtés et qui s'introduit par la partie moyenne de la bouche. Leur extraction se fait aussi très facilement avec la langue de carpe, à laquelle il faut s'habituer, car le plus souvent ces dents de sagesse, qui ont déjà causé des abcès à l'angle de la mâchoire, sont enfermées sous la gencive qui les recouvre en partie ou bien sont à l'état de racines profondément enfouies derrière la dent de douze ans ; leur extraction devient alors fort difficile et ne peut se faire qu'avec un élévateur.

Si la dent peut se prendre au davier, on la luxe sur les côtés, puis on termine l'extraction en relevant les branches du davier, de façon que la dent puisse sortir de l'alvéole suivant une courbe allant de bas en haut et d'arrière en avant.

On suit ainsi la direction des racines qui sont parfois fortement courbées en arrière.

Davier pour dents de sagesse inférieures (n° 20).

Extraction des racines avec le davier.

L'extraction des racines, nous n'avons pas besoin de le dire, présente des difficultés autrement grandes que l'extraction des dents. Nous ne parlons pas, bien entendu, des racines qui sont atteintes de périostite et sont chancelantes; mais dans certains cas, lorsque pendant l'extraction une dent solide vient à se briser, on éprouve souvent de sérieuses difficultés pour extraire ses racines.

Nous allons nous occuper d'abord de l'extraction faite avec le davier, réservant pour finir la description et l'emploi des élévateurs qui rendent dans ces cas des services inappréciables.

La position que doit occuper l'opérateur est exactement la même que pour l'extraction des dents correspondantes.

Les daviers, très nombreux, se distinguent par leurs mors minces et effilés; ils doivent, en effet, s'insinuer sous la gencive et pénétrer profondément entre l'alvéole et la racine pour bien la saisir, sans venir buter contre les parois alvéolaires.

Les daviers à racines du haut sont très nombreux; on peut en distinguer trois principaux :

1° Un davier droit pour les incisives et les canines;

2° Un davier droit à mors plus effilés pour les prémolaires ;

3° Un davier contre-coudé, dit davier baïonnette, pour les racines de grosses molaires.

Ce dernier peut, dans la plupart des cas, servir pour toutes les racines du haut.

Pour extraire une racine, une fois qu'on a choisi un davier en rapport avec son volume, on introduit comme toujours le mors interne le premier, ensuite le mors externe, puis on fait monter le davier le plus haut possible dans l'alvéole, à l'aide de petits mouvements de rotation, en évitant de le faire pénétrer par secousses, car ce procédé est très dou-

loureux pour le malade et empêche l'opérateur de se
rendre bien compte de ce qu'il fait. En effet, à chaque secousse imprimée au davier on serre les branches, et par conséquent les mors de l'instrument, ce
qui l'empêche d'avancer avec facilité tout en faisant
des efforts plus considérables.

Par de petits mouvements de rotation, au contraire, et avec une pression forte et soutenue, on fait
pour ainsi dire l'énucléation de la racine, qui s'extrait avec facilité, lorsque la prise a été faite sur des
parties capables de résister à la pression.

La force à employer varie suivant que l'on a
affaire à une racine solide ou à une racine fragile.
On a souvent, dans la pratique, à extraire des racines creusées comme des tubes et qui ne présentent
pas une grande résistance au davier. C'est alors que
l'on doit introduire les mors avec prudence, de
crainte de briser les bords de la racine qui ne pourraient plus servir pour conduire le davier sur des
parties plus résistantes; l'opération deviendrait dans
ce cas beaucoup plus difficile. On a construit dans
ce but des daviers possédant entre leurs mors une
vis que l'on introduit dans la racine pour lui donner
plus de résistance. On a conseillé d'obturer ces

racines avec de l'amalgame, du ciment, de les garnir avec des tiges de bois, etc. Ces moyens sont
bons, mais ce sont des complications que l'on peut
éviter avec un peu d'attention et d'habileté.

Racines supérieures.

Racines d'incisives et de canines. — On introduit
le davier ainsi que nous l'avons indiqué plus haut,
et lorsque l'on tient solidement la racine, on la luxe
en avant et en arrière, en faisant un peu de rotation ;
on l'extrait ensuite suivant son axe quand on juge
la mobilité assez grande et les attaches suffisamment rompues.

Davier pour racines supérieures (prémolaires n° 41).

Racines des premières prémolaires. — Ce sont
les plus difficiles à extraire à cause de la fragilité de

leurs racines, souvent bifides, qui divergent quelquefois au point d'empêcher le davier de remonter assez
haut. Si leur extraction se prolonge, on a recours à
l'élévateur, ou bien on les enlève avec un **davier
alvéolaire** à bords tranchants que l'on introduit de
façon à saisir le bord alvéolaire qui recouvre la
racine. Les dégâts que l'on cause sont insignifiants,
et on évite au malade des abcès et des fistules qui
ne manqueraient pas de se produire si on laissait
ces racines.

Il existe toutefois des cas dans lesquels, malgré
tous les moyens employés, des racines atteintes
d'ostéite sont tellement adhérentes au maxillaire
qu'il est presque impossible de les extraire sans
déployer une force qui pourrait devenir dangereuse.
Le mieux est alors de faire revenir le malade un ou
deux jours après cet essai infructueux; sa dent est
atteinte de périostite due aux tentatives d'extraction,
et l'opération, impossible la veille, se fait aujour-
d'hui facilement. Notons cependant que ce sont là
des cas assez **rares**, et que l'on voit leur fréquence
diminuer à mesure que l'on connaît mieux son manuel opératoire.

Pour revenir aux prémolaires, une fois saisies on

les luxe prudemment en dehors, puis en dedans, et on les extrait en dehors.

Les racines des deuxièmes prémolaires s'enlèvent beaucoup plus facilement de la même façon.

Racines de grosses molaires.

Deux cas peuvent se présenter :

Premier cas. — Les racines sont séparées. On saisit avec le davier baïonnette la racine qui se voit le mieux et qui paraît devoir être extraite plus facilement, puis on enlève les autres.

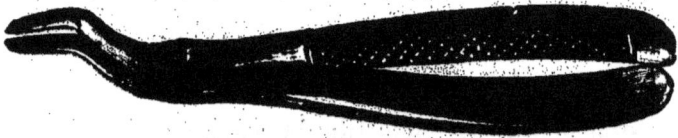

Davier baïonnette pour racines supérieures (n° 51).

Il faut toujours avoir présente à l'esprit la position de la racine palatine, qui est obliquement placée de bas en haut et de dehors en dedans, de façon à bien introduire le davier selon son axe.

Deuxième cas. — Les racines sont soudées par une portion de couronne. On peut les séparer à l'aide d'un davier pince-coupante spécial qui a un mors en forme de gorge que l'on appuie sur la racine palatine, tandis que l'autre mors en forme de cisaille se place entre les deux racines externes. En pressant sur ses branches, on sectionne la partie de la couronne qui unit les racines, et on les enlève l'une après l'autre avec le davier baïonnette.

On peut aussi quelquefois extraire ces racines avec la clef de Garengeot si le crochet a une prise suffisante.

A défaut de davier à séparer, on plante un élévateur entre les trois racines, et par un mouvement de rotation on les sépare.

Racines de dents de sagesse du haut. — Elles sont unies la plupart du temps et on les extrait avec le davier à dent de sagesse ou avec le davier baïonnette.

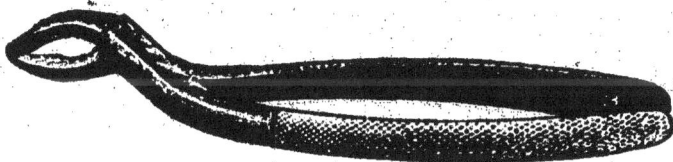

Davier pince-coupante (n° 82).

On doit éviter de se servir de l'élévateur pour extraire ces racines, car on risquerait fort de voir la tubérosité maxillaire, qui n'est pas soutenue en arrière, se détacher.

Toutes les fois que la difficulté de l'opération exige que l'on se serve pour ces racines de la langue de carpe, il faut se contenter de les luxer et on les extrait ensuite avec le davier.

Racines inférieures.

Les luxations se font de la même façon que pour les dents auxquelles les racines appartiennent. Il faut seulement les prendre plus bas et choisir un davier dont les mors soient bien proportionnés au volume de la racine à extraire.

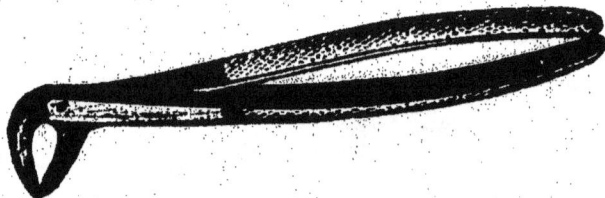

Davier bec de faucon pour racines inférieures (n° 74).

Pour les molaires, on doit toujours commencer par extraire la racine que l'on voit le mieux ou qui risque le moins de se briser. Par ce moyen on obtient des résultats excellents pour les raisons suivantes :

1º Si les racines sont encore unies par un reste de couronne, on peut les enlever toutes les deux ensemble, en saisissant la plus solide[1] ;

2º Si elles sont séparées, on se prépare une place pour luxer la racine la plus endommagée avec l'élévateur, et la luxation sera d'autant plus facile que l'alvéole voisin, privé de sa racine, offrira moins de résistance.

Nous sommes très partisan de cette extraction mixte au davier et à l'élévateur pour les racines inférieures, car elle permet d'agir beaucoup plus rapidement.

Pour nous faire mieux comprendre, prenons pour exemple l'extraction des racines d'une dent de six ans : la première de ces racines, l'antérieure, est profondément enfouie sous la gencive ; la postérieure a des bords que l'on voit bien.

1. Procédé de l'auteur.

Il est évident que si nous voulons avoir la première racine avec le davier, cela sera difficile à cause du bourrelet de gencive qui empêchera les mors de passer facilement. Nous perdrons à cela un temps précieux, car le malade devient d'autant plus indocile que l'opération se prolonge.

Si, au contraire, nous enlevons la racine postérieure au davier, nous n'avons plus qu'à introduire l'élévateur droit, en suivant la paroi postérieure de la deuxième prémolaire, et la racine se luxe très facilement du côté de l'alvéole postérieur vide.

Ou bien encore, un bon procédé consiste à introduire dans l'alvéole libre un élévateur courbe de Thompson, d'Anjubault ou de Coleman. On saisit la racine qui reste près de l'apex en traversant la cloison inter-radiculaire, et par un mouvement de rotation on la soulève de bas en haut hors de son alvéole.

Les racines de la dent de sagesse sont quelquefois très difficiles à extraire à cause de la gencive qui les recouvre et sous laquelle elles disparaissent presque complètement. Elles sont souvent la cause de contractures du masséter, ce qui complique singulièrement leur extraction.

La langue de carpe est dans ce cas le seul instrument que l'on puisse appliquer. Nous verrons plus loin comment on doit s'en servir lorsque nous étudierons les élévateurs.

LES ÉLÉVATEURS.

Les élévateurs sont des instruments très précieux pour extraire les racines, car ils permettent de faire des extractions impossibles avec les autres instruments. Ils sont malgré cela assez peu employés, parce que leur application paraît au premier abord difficile et dangereuse.

Ces instruments peuvent, il est vrai, être dangereux à manier si l'on s'en sert mal; mais il est facile d'éviter tout accident si l'on s'astreint, au début de la pratique, à prendre quelques précautions, si l'on sait se placer auprès de son client, et si l'on possède un instrument bien fait et bien approprié à sa main.

Certains élévateurs épais, mal façonnés, autrefois en usage, obligeaient le praticien à déployer

9

une certaine force, et c'est alors que les accidents
étaient à craindre si la racine venait à céder sous
l'effort. Des instruments mieux faits pénètrent plus
facilement et évitent ainsi ce déploiement de force
qui, s'il n'est pas mesuré, peut parfois causer de
graves désordres.

Comment doit-on choisir un élévateur (nous parlons ici des élévateurs droits)?

Si l'on prend un élévateur dont le manche est en
forme de poire, il est indispensable que sa longueur
soit appropriée à la grandeur de la main; de cette
façon l'opérateur se sent plus maître de son instrument et en dirige la pointe avec plus de facilité. Il
faut pour cela que l'élévateur, étant bien tenu dans
la main, la pointe dépasse de très peu, 1 ou 2 millimètres au plus, l'index de l'opérateur étendu sur
sa tige, et, en retirant légèrement le doigt, on laisse
dépasser la pointe de 4 millimètres environ, ce qui
permet de limiter son introduction, le bout du doigt
servant d'arrêt dans le cas où l'instrument viendrait à glisser.

Il y a aussi des élévateurs à manche carré qui
sont pris à pleine main; on n'a qu'à les saisir à la
hauteur voulue pour que l'index soit bien placé.

Avant de décrire la manière d'employer les élévateurs, nous allons passer en revue les quelques formes types qui sont : l'élévateur droit, la langue

Élévateur droit, modèle Coleman.

de carpe, les élévateurs courbes et le pied de biche. Disons d'abord que l'on peut enlever la plupart des racines avec l'élévateur droit. La langue de carpe, qui sert spécialement pour les dents de sagesse, est pourvue d'une courbure qui permet d'atteindre plus facilement le fond de la bouche sans être gêné par la commissure des lèvres. Elle est fort commode pour l'extraction de ces dents et il vaut mieux s'en servir de préférence. D'ailleurs, l'éruption de la dent de sagesse étant souvent la cause d'accidents graves qui nécessitent son extraction, alors qu'elle n'est pas encore complètement à découvert, c'est le seul instrument que l'on puisse employer dans ce cas.

L'élévateur droit se compose d'une tige d'acier

arrondie sur une face et plate sur l'autre. Pour s'en servir, on l'introduit obliquement dans l'alvéole, avec de légers mouvements de rotation sur l'axe si l'introduction est difficile, la face plane tournée du côté de la racine à enlever.

Lorsqu'il est suffisamment engagé, on exécute un mouvement de rotation qui fait que le bord inférieur du méplat de l'instrument, taillé à angle vif, saisit la racine et la force à sortir suivant l'axe de l'alvéole. Cette introduction oblique a beaucoup d'importance, car elle facilite la rotation et permet, en outre, d'introduire l'élévateur plus commodément.

Mais pour bien introduire l'élévateur sans être gêné pour opérer et sans courir le risque de blesser soit le palais, soit la langue ou le plancher de la bouche, il importe de savoir se placer auprès du client, et surtout de savoir bien utiliser sa main gauche. M. le professeur Ducournau a fait là-dessus une leçon fort intéressante qui a paru dans la *Revue odontologique* de 1887.

Selon que les racines à enlever sont du côté gauche ou du côté droit de la bouche, l'opérateur se place différemment :

A gauche du malade pour les dents du côté gauche, ou bien il reste à droite et fait tourner la tête
du client de son côté. Il·se place à droite et un peu
en arrière pour les racines du côté droit et du haut,
ou mieux franchement derrière, comme pour les
extractions au bec de faucon.

Pour la position des doigts de la main gauche,
quatre cas peuvent se présenter :

1º *Racines du bas, du côté gauche*. — On place le
médius du côté interne de l'alvéole, l'index du côté
externe, le pouce sous le menton.

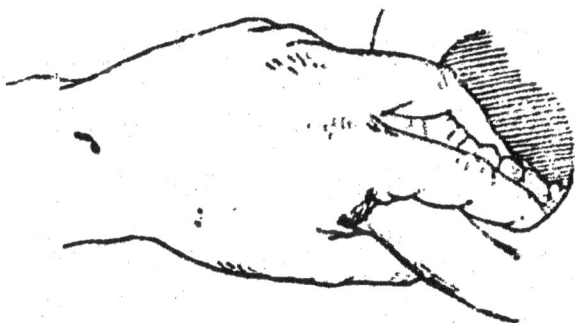

L'index sert à diriger l'élévateur suivant l'angle
sous lequel on veut le faire pénétrer; le médius
protège la langue contre les échappées de l'instrument.

2° *Racines du haut, du côté gauche.* — Le pouce à l'intérieur, l'index entre le bord alvéolaire et la joue, les autres doigts étendus sur la face.

3° *Racines du bas, du côté droit.* — Le pouce à la paroi alvéolaire interne, l'index à la paroi externe, les autres doigts sous le menton ou la branche du maxillaire [1].

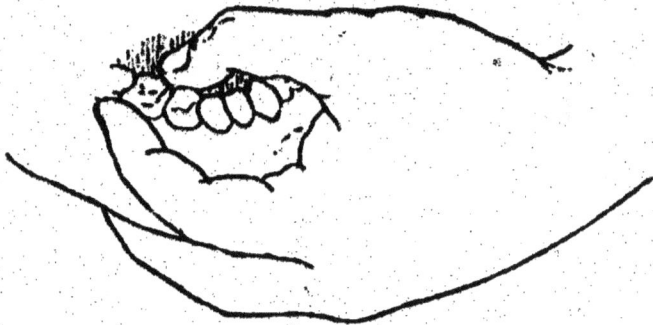

4° *Racines du haut, du côté droit.* — Le médius à l'intérieur, l'index entre le bord alvéolaire et la joue, le pouce au dehors.

De cette façon, il est facile de bien voir la racine à extraire, et l'on ne risque pas de blesser le client si l'instrument vient à échapper. Quand cela arrive,

1. Procédé de l'auteur.

c'est le doigt de l'opérateur qui supporte le choc; mais avec un peu de pratique cet accident est rare. Il serait du reste facile de protéger le doigt le plus exposé avec un doigtier de caoutchouc, ou plus simplement avec un linge enroulé autour du doigt.

La langue de carpe s'introduit de la même façon que l'élévateur droit. Je ne parle pas, bien entendu, des vieilles langues de carpe si volumineuses que l'on luxait la dent rien qu'en les introduisant entre la dent de douze ans et la dent de sagesse. Le difficile était de pénétrer.

On n'a pas besoin de posséder un instrument si fort, et les élégantes langues de carpe de M. Aujubault et de M. Franchette, professeurs à l'École odontotechnique, bien que de très petit volume, suffisent à tous les cas et ont l'avantage de pénétrer plus profondément dans l'alvéole. Un petit mouvement de rotation suffit pour extraire la dent de sagesse.

Les élévateurs courbes servent pour les mêmes racines que l'élévateur droit. Les modèles les plus connus sont ceux de Thompson. Ils peuvent rendre des services dans quelques cas particulier. Citons à ce propos les élévateurs courbes de M. Auju-

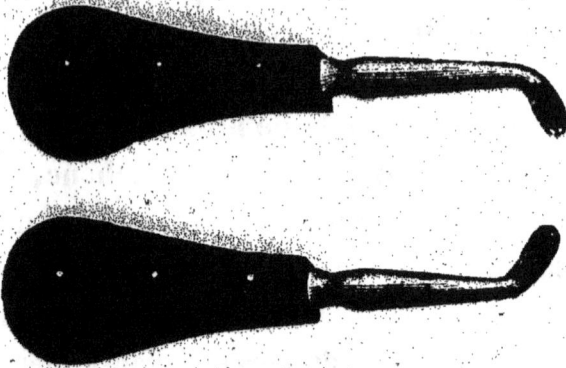

Élévateurs courbes, modèle de Coleman.

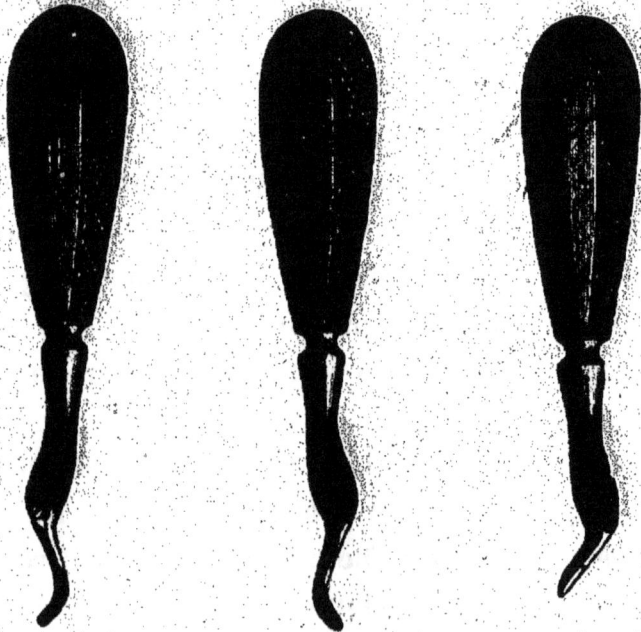

Élévateurs de Thomson.

bault, qui nous semblent bien préférables à ceux de Thompson; étant moins contournés sur leur aye, ils permettent de se rendre mieux compte du mouvement de la pointe par rapport au mouvement du manche.

Quant au pied de biche, on s'en sert peu maintenant, car les daviers à racines ou les élévateurs que nous venons de décrire le remplacent avantageusement. Il exige un déploiement de force parfois considérable. qu'il faut éviter lorsqu'on peut le faire. Pour s'en servir, on place la pointe du pied de biche, qui est bifide, à la face externe de la racine à extraire, on la glisse entre l'alvéole et la racine de façon à avoir une prise suffisante, puis on luxe en poussant en haut et en dedans pour les racines du bas, en bas et en dedans pour celles du haut; mais le plus souvent on le pousse directement sans se préoccuper de ce que devient la paroi alvéolaire interne qui supporte tout ce choc.

Pour terminer, on doit se servir des élévateurs toutes les fois qu'une racine ne présente pas des bords suffisants pour être saisie avec le davier. Lorsqu'une racine taillée en biseau permet de bien placer un mors du davier, mais qu'il faut l'intro-

duire trop profondément pour que le mors antago-
niste arrive à avoir une bonne prise; lorsque les
bords de la racine sont trop friables et que l'on
présume qu'ils vont s'écraser rien qu'en plaçant

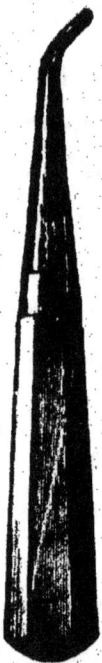

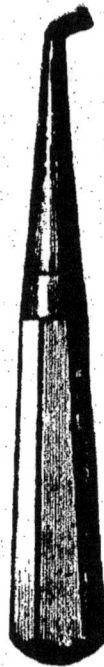

Pied de biche.   Élévateurs courbes.

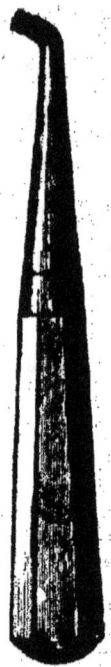

les mors, et même lorsqu'une dent entière a des
parois trop minces, on peut, sans séparer les racines, avoir recours à l'élévateur, avec lequel il

nous est arrivé d'extraire des dents entières, ce que nous avions souvent vu faire à notre habile confrère et ami M. Burt.

En résumé, l'élévateur permet, lorsqu'on a acquis l'habileté nécessaire, une grande rapidité d'action et l'extraction assurée de beaucoup de racines qu'on ne peut enlever avec les autres instruments.

ACCIDENTS CONSÉCUTIFS A L'EXTRACTION DES DENTS.

Ils sont immédiats ou consécutifs.

Les premiers sont : la luxation des dents voisines, la fracture de l'alvéole, ou quelquefois du maxillaire, les lésions des joues, des gencives, de la langue, l'enfoncement du plancher du sinus maxillaire.

Les seconds sont l'hémorragie, les abcès, les phlegmons, l'arrêt des règles, l'avortement, les troubles de la lactation.

La plupart de ces accidents sont moins du domaine du dentiste que de celui du médecin. Ils sont pour la plupart absolument rares, aussi ne parlerons-nous que de ceux qui se présentent le plus fréquemment.

Disons d'abord qu'après chaque extraction on ne doit pas laisser partir le malade sans s'être assuré qu'il ne reste pas dans l'alvéole des débris de bords alvéolaires ou de racine qui l'exposeraient à des suppurations.

Pour combattre la douleur consécutive à l'extraction, le Dr Staples se sert du procédé suivant[1] :

« Immédiatement après l'avulsion des dents et pendant que la souffrance est à son maximum d'intensité, il comprime les deux côtés de l'alvéole avec le pouce et l'index pendant environ une minute pour ramener les parties en position ; la tension des gencives se trouve ainsi diminuée et, dans la majorité des cas, on prévient la douleur sourde et quelquefois la souffrance plus violente même que celle de l'extraction qui se prolonge jusqu'à trois semaines et davantage. Comme beaucoup de petits moyens pratiques, celui-ci est négligé, et celui qui ne l'a pas employé ne se fait pas l'idée de l'avantage que peut en retirer le patient. » Le Dr Staples le recommande surtout quand la douleur survient

1. *The British Journal of Dental Science.*

après l'extraction ou persiste plusieurs jours après.

La fracture localisée de l'alvéole est sans importance, puisque les bords alvéolaires doivent se résorber. Si quelque fragment est trop détaché du reste de l'os, on l'enlève avec des pinces ou avec un davier à mors effilés ; on évite ainsi la suppuration qui n'aurait pas manqué de se produire pour éliminer ce séquestre.

La luxation des dents voisines peut se présenter lorsqu'on fait des efforts trop vigoureux sur les dents qui servent de point d'appui à l'élévateur. Des luxations complètes, qui sont en somme des extractions, ont été signalées assez fréquemment, surtout lorsqu'on se servait presque exclusivement de la clef. Elles se produisaient, la plupart du temps, dans les conditions suivantes : au moment où le dentiste plaçait son crochet et commençait à faire la luxation, le malade lui saisissant brusquement la main, faisait avec le crochet d'une dent ou deux et une dent saine était extraite.

Le meilleur remède à cet accident consiste à réséquer le bout de la racine, obturer le canal et à faire la réimplantation immédiate. On fait tenir la dent en place à l'aide d'une coiffe en platine estampée ou en gutta-percha. Cela réussit très bien, et il nous a été donné de voir des dents réimplantées depuis dix ans qui étaient fort solides.

Lorsque la dent est seulement ébranlée, on se contente de la consolider à l'aide d'une petite attelle en gutta, ou par une ligature aux dents voisines, et on met des révulsifs sur la gencive pour modérer la périostite qui se produit fatalement.

L'enfoncement du plancher du sinus, bien qu'assez rare, peut se présenter. Il se produit entre les mains d'opérateurs inexpérimentés qui ne modèrent pas suffisamment la puissance de leur poignet. Ainsi que le dit le Dr Andrieu, « la force parfois considérable que le dentiste est obligé de déployer dans les opérations de la bouche doit toujours être attentive. » Lorsque l'instrument seul pénètre dans le sinus le mal n'est pas très grand, mais si la racine que l'on veut extraire a été poussée dans cette cavité, il faut absolument l'en faire sortir. Le meilleur moyen pour cela est de dilater l'orifice avec un trocart, une tige de laminaire, ou avec du tube de caoutchouc enroulé sur lui-même en forme de boudin; puis, lorsque l'ouverture est suffisamment grande, on introduit un davier à mors effilés, et on enlève la

racine. On peut ensuite protéger l'ouverture artifi-
cielle ainsi créée par une plaque de caoutchouc vul-
canisé qui prend son point d'appui sur les dents voisines, de façon à empêcher les aliments de pénétrer
dans le sinus.

L'hémorragie dentaire survenant à la suite des
extractions est un accident beaucoup plus fréquent
et mérite que nous nous étendions plus longuement
sur sa thérapeutique, car beaucoup de médecins se
trouvent quelquefois embarrassés pour arrêter ces
hémorragies qui peuvent considérablement affaiblir
les malades si on les laisse persister.

Nous ne parlerons pas des hémorragies qui surviennent chez les hémophyliques. Chez ces malades,
il est prudent d'ajourner toute opération qui ne
serait pas d'une nécessité absolue. Il est bon toutefois d'interroger les malades sous ce rapport avant
de faire une extraction, car on a une grave respon-
sabilité à supporter si des accidents survenaient.

En dehors des hémophyles, il y a des personnes
qui peuvent présenter après une extraction une
hémorragie suffisamment abondante pour nécessiter
une intervention rapide.

Nous allons indiquer plusieurs moyens pour

qu'on ne se trouve pas pris au dépourvu dans le cas
où l'on aurait à remédier à un accident de cette sorte.

Le Dr Andrieu recommande le procédé suivant :
faire rincer la bouche au malade avec de l'eau aussi
chaude qu'il pourra la supporter, puis immédiatement après avec de l'eau froide. Ce moyen lui a
réussi très souvent.

On peut encore employer un *éther styptique* fort
recommandé par Richardson.

Il se compose d'une solution d'éther absolu qu'il
sature de tannin sous une basse température ; il
traite ensuite cette solution par le collodion. Ce
liquide passe facilement à travers le tube d'un pul-
vérisateur sans l'obstruer, il procure une anesthésie
locale très efficace et possède une odeur agréable.

Quand on dirige la pulvérisation sur une surface
saignante, les premiers effets sont ceux de la réfri-
gération, c'est-à-dire la condensation et la pâleur
des tissus. Si le sang s'écoulait, il se coagule, et
quand les tissus se relâchent le sang qu'ils lais-
saient suinter pénètre dans les mailles du caillot
comme dans une éponge et l'hémorragie est arrêtée
très rapidement.

Son action peut se résumer en trois points :

1° Effets de constriction produits par le froid sur les vaisseaux sanguins;

2° Action styptique de la solution sur la fibrine et l'albumine du sang;

3° Répartition extrêmement légère du liquide sur toute la face saignante.

Le Dr Bodier, de Besançon, a recommandé comme hémostatique l'essence de *térébenthine* qui, selon lui, serait supérieure au perchlorure de fer.

Le *chlorhydrate de cocaïne* en solution peut être employé comme hémostatique. (*Archives de pharmacie*, III, 1888, 14.)

L'*antipyrine* en solution au 1/30 a donné aussi d'excellents résultats. (*Rev. d'Hayem*, 15 juillet 1887.)

L'*eau chloroformée* a été employée avec grand succès par le Dr Spaak comme hémostatique dans toutes les opérations de la bouche et de la gorge; dans l'amygdatotomie, il suffit de faire gargariser le patient ou de faire des pulvérisations sur la plaie pendant quelques secondes.

D'après l'auteur, cet agent offre sur tous les liquides hémostatiques employés jusqu'à ce jour de grands avantages :

1º Il agit avec rapidité ;

2º Il n'a pas le moindre goût désagréable ;

3º Il n'exerce aucune action escharotique ;

4º Il est à la portée de tout le monde et se fabrique instantanément ;

5º Il n'offre aucun désagrément dans son application et ne gêne pas le chirurgien dans ses opérations.

Voici la formule de la solution à employer :

Chloroforme. . . . .   2 grammes.
Eau simple.   100   —

C'est une bonne préparation que l'on peut employer si l'on voit que l'hémorragie consécutive à l'extraction se prolonge un peu.

Si l'on n'a sous la main aucun de ces hémostatiques, le moyen le plus simple consiste à faire le *tamponnement*. On débarrasse l'alvéole de tous les caillots qu'elle contient, puis on la remplit avec une boulette de coton suffisamment serrée imbibée de teinture de benjoin ou de sandaraque ; on maintient avec l'index le tampon de coton, tandis que le pouce et le médius serrent latéralement les parois alvéolaires. Les doigts de l'opérateur doivent être enduits de vaseline ou d'huile, et on les retire en les faisant glisser sur le tampon pour ne pas le déranger. Il est évident que l'on doit faire cette compression digitale jusqu'à ce que l'écoulement ait cessé, ce qui se produit du reste très rapidement.

C'est un excellent procédé qui réussit presque toujours.

Il est des cas cependant où la violence de l'hémorragie soulève le tampon d'ouate et l'écoulement sanguin recommence. On doit alors faire une attelle en gutta-percha qui porte sur les dents voisines et que l'on peut au besoin fixer avec des fils métalliques.

On peut encore employer le tamponnement avec du coton imbibé de perchlorure de fer ou mieux avec du coton perchloruré sec que l'on a préparé à l'avance et que l'on introduit dans l'alvéole.

M. Fouquet, dans l'*Art dentaire*, signale un moyen très simple pour arrêter l'hémorragie dentaire. On taille dans un bouchon un tampon qui remplisse exactement l'alvéole et dépasse le rebord gincival de quelques millimètres; le rapprochement des mâchoires suffit à comprimer cet obturateur à volonté, et au bout de quelques heures l'hémorragie a complètement cessé.

On a encore conseillé de remplir l'alvéole de *cire molle.*

On a également réussi en replaçant la dent enlevée dans l'alvéole, surtout quand il s'agit des incisives, des canines ou des bicuspides.

Citons pour terminer l'acide chromique et la cautérisation au thermo-cautère chauffé au rouge sombre.

Dans les cas graves on peut donner de l'ergotine et du perchlorure de fer à l'intérieur.

Précautions à prendre après une extraction.

Après toute extraction, on doit faire un lavage de l'alvéole avec une solution antiseptique.

Il arrive souvent, en effet, ainsi que l'a démontré le Dr David, qu'après les extractions de la mâchoire inférieure on a des accidents consécutifs. L'extraction de ces dents a été presque toujours nécessitée par une carie pénétrante avec pulpite ou périostite. Les microbes de ces affections restent forcément au fond de l'alvéole où ils ne tardent pas à provoquer la suppuration.

Si l'orifice de l'alvéole reste libre, le pus coule au dehors et l'alvéole finit par se cicatriser sans accident. Mais souvent surviennent des douleurs et une inflammation vive de la gencive provenant de l'emprisonnement de ces microbes sous le caillot. Ces microbes anaérobies se trouvant ainsi dans un milieu favorable à leur germination déterminent rapidement une inflammation d'autant plus intense que la fermeture est hermétique.

Ce qui le prouve, c'est que ces accidents cessent aussitôt après que l'on a enlevé le caillot et fait un lavage antiseptique de l'alvéole.

Nous croyons, dans ce cas, pouvoir recommander l'eau chloroformée, qui agit à la fois comme antiseptique, analgésique et hémostatique, et qui nous a toujours bien réussi.

On peut employer de même les solutions de thymol au millième, l'eau boriquée à 30 $^{00}/_{00}$, l'eau phéniquée, etc.

Stérilisation des instruments.

Nous n'avons pas besoin d'insister sur la nécessité qu'il y a pour le dentiste de se servir d'instruments propres et parfaitement stérilisés. Certains d'entre eux, les daviers et les instruments servant pour le nettoyage des dents, étant exposés à léser plus ou moins la muqueuse gingivale, doivent encore plus que les autres attirer l'attention de l'opérateur, qui devra s'attacher à ne se servir que d'instruments absolument aseptiques.

Il évitera ainsi les complications qui peuvent parfois survenir par inoculation du champ opératoire avec des instruments malpropres.

Des accidents graves, survenant après certaines extractions, ont été signalés de tout temps, mais surtout avant la connaissance des germes pathogènes et des méthodes à employer pour les détruire. Des observations nombreuses permettent de constater que l'infection peut quelquefois ne pas s'arrêter à l'alvéole, mais encore envahir les ganglions sous-maxillaires, amener des suppurations du sinus, de l'ostéite et de la nécrose des maxillaires. Quelquefois même des collections purulentes ont pénétré jusque dans les sinus de la dure-mère et ont amené une phlébite suppurée.

De tels accidents sont heureusement fort rares; ils demandent pour se produire un individu débilité, des délabrements assez considérables causés par l'extraction et l'introduction dans le champ opératoire de produits septiques provenant soit de la bouche du sujet, soit des instruments.

La stérilisation absolue de la bouche avant l'extraction est matériellement impossible, car, malgré tous les lavages, il pourra toujours rester au collet des dents des particules de tartre qui contiennent des microbes. On n'a, pour s'en rendre compte, qu'à examiner de près les personnes atteintes de gingivite arthro-dentaire infectieuse et on trouvera des culs-de-sac purulents remontant quelquefois à 3 ou 4 millimètres entre la racine et la gencive décollée. Nous ne voulons pas dire que le lavage antiseptique ante-opératoire soit inutile; mais, pour être réellement efficace, il devrait être précédé d'un nettoyage minutieux de toutes les dents. Il sera bon toutefois de l'employer lorsqu'on aura une extraction à faire chez des sujets ayant des gingivites ulcéreuses ou des collections purulentes se faisant jour dans la bouche.

L'opérateur doit surtout s'attacher à avoir des instruments très propres et à faire de l'antisepsie post-opératoire qui sera beaucoup plus efficace.

Voyons d'abord quels sont les moyens employés pour stériliser les instruments ; nous verrons ensuite quels sont ceux qui, tout en ayant une efficacité réelle, peuvent être employés facilement par le dentiste.

Citons d'abord :

1° L'*étuve à chaleur sèche* dans laquelle on met les instruments que l'on doit laisser pendant demi-heure à une température de 150° C. Il convient de ne pas dépasser cette température, car on risquerait de détremper les instruments. Certains conseillent pourtant la température de 180°.

2° L'*ébullition* dans l'eau pendant une demi-heure est aussi un procédé excellent, car tous les germes pathogènes connus, sauf les spores charbonneuses, sont détruits en cinq ou dix minutes. Il est bon d'ajouter à l'eau 25 grammes par litre de carbonate de sonde qui empêche les instruments de se rouiller, et dissout en même temps les graisses et le mucus qui peuvent y rester attachés.

3° La *vapeur humide* sous pression entre 112° et 115° pendant quinze minutes.

4° Le *flambage* des instruments se fait en les passant directement au-dessus d'une lampe à alcool ou bien en les mettant dans un petit récipient dans lequel on met de l'alcool que l'on enflamme. C'est un excellent moyen de désinfection à employer pour les instruments métalliques.

5° *La solution aqueuse d'acide phénique* à 5 % solution forte ou à 2 % solution faible.

6° *La solution aqueuse de bichlorure de mercure* au $1/_{1000}$ (sol. forte) et au $1/_{2000}$ (sol. faible). Elle altère les instruments.

7° *L'huile et la glycérine à la température de 120° à 130°* peuvent servir à désinfecter, séance tenante, les instruments que l'on y trempe.

De tous ces moyens, quels sont ceux que le dentiste peut employer le plus facilement ? car, il ne faut pas se le dissimuler, en demandant aux dentistes de n'employer que des instruments sortant de l'étuve, comme le conseillent certains auteurs, on n'arrivera qu'à empêcher beaucoup de praticiens de se servir de procédés réellement efficaces, parce qu'ils n'auront plus confiance qu'aux grands moyens qui sont parfaitement inapplicables dans la pratique, et, de peur de mal faire ou de n'agir que d'une façon insuffisante, ils ne feront rien.

Comme nous l'avons dit au début, ce sont surtout les daviers, les élévateurs et les instruments servant au nettoyage des dents qui doivent être l'objet de toute notre attention.

Avant chaque opération, il faut flamber les instruments en les plongeant dans l'alcool et en les passant sur une lampe à alcool ou sur un bec Bunsen servant à recuire l'or, et que chaque dentiste doit avoir sur sa tablette.

On les passe ensuite dans une solution de phénol, ou de lysol ou de phéno-salyl à 2 %.

L'extraction terminée, on lave très soigneusement les becs du davier à l'*eau froide*, car l'eau chaude coagulerait l'albumine et le sang serait ensuite plus difficile à enlever; on brosse vigoureusement les mors cannelés des daviers pour qu'aucune particule de tartre ni de sang ne puisse y rester; on les passe dans la solution phéniquée, puis on les essuie avec soin et on les remet en place.

Faire de même pour les instruments à nettoyer les dents.

Quant aux excavateurs, après s'en être servi, les tremper dans une solution antiseptique forte et les essuyer.

Ou bien encore on peut avoir deux séries d'instruments, et du temps que l'on se sert de l'une, l'autre se trouve dans un bocal avec la solution phéniquée. Il n'est pas nécessaire pour cela d'avoir deux séries complètes, mais d'avoir en double les instruments dont on se sert couramment. Cela peut se borner à l'achat d'une vingtaine d'excavateurs. Les autres sont nettoyés et aseptisés après qu'on s'en est servi.

Le miroir à bouche doit être passé dans l'alcool toutes les fois que l'on vient de s'en servir pour un client; cela a pour but de dissoudre les particules résineuses provenant de la teinture de benjoin qui peuvent le souiller et qui ne pourraient s'enlever sans cela. On le flambe ensuite et on le frotte, ainsi que le *manche,* avec un linge propre qui ne doit servir qu'à cet usage. Il n'est pas besoin d'avoir des

miroirs spéciaux pour pouvoir les flamber. Les plus
ordinaires peuvent se passer à la flamme après avoir
été trempés dans l'alcool, et les glaces résistent très
bien.

Nous insistons sur le nettoyage scrupuleux du
miroir, car il faut que le dentiste ait toujours à la
pensée la fréquence des manifestations buccales de
la syphilis et surtout des plaques muqueuses com-
missurales, et qu'il soit bien persuadé des dangers
qu'il peut faire courir à ses clients par sa négligence
ou son manque de soins.

C'est pour cela que nous ne parlerons guère que
de la stérilisation des instruments qui peuvent léser
les muqueuses, car on sait que la syphilis n'entre jamais que par effraction, et c'est celle qui doit
surtout nous préoccuper bien plus que les microbes
de la carie dentaire que l'on pourrait porter sur un
excavateur non passé à l'étuve.

Ces moyens pratiques que nous venons d'indiquer sont bien suffisants, et ce n'est pas en augmentant à plaisir les difficultés de la stérilisation que
l'on arrivera à le faire pratiquer par tous.

Le Dr Allen, de New-York, reproche aussi aux
moyens habituels et particulièrement à l'étuve d'être

impraticables pour les dentistes. « Assurément,
dit-il, la chaleur sèche est capable de détruire les
germes ; mais qui peut se flatter de maintenir les instruments dans l'étuve la moitié du temps, ou de
leur donner le soin et l'attention voulus? Qui peut
se flatter d'avoir un arsenal suffisant, quand on
songe que certains instruments ne sont pas seulement d'un usage journalier, mais s'emploient à
toute heure, et sont repris et laissés plusieurs fois
dans ce court intervalle? D'ailleurs, ce procédé est
évidemment inapplicable pour les miroirs à bouche,
les seringues, etc. » Le Dr Allen se sert d'une solution de sublimé au millième, dans de l'eau de roses.
Il a, dans une bouteille, une solution alcoolique au
centième ; il met 1 gramme de cette solution alcoolique dans 9 grammes d'eau de roses qui, paraît-il,
masque très bien la saveur du bichlorure et possède
une odeur agréable. Tout ces instruments sont plongés dans cette solution au moment de s'en servir et
ils ne sont, nous assure l'orateur, nullement dété-
riorés et se maintiennent facilement propres et
secs. Le miroir à bouche lui-même n'en est que
plus brillant.

Le sublimé servant à la solution est mélangé à

du chlorure de sodium à parties égales. Ce procédé, simple et efficace, mérite d'être essayé.

Nous ne pouvons terminer sans citer le travail du Dr Miller, de Berlin, sur l'*Asepsie et l'Antisepsie dans la pratique*. L'auteur nous indique les procédés qu'il emploie journellement.

Le matin, avant de commencer son travail, le Dr Miller nettoie ses ongles qu'il ne laisse pas croitre au delà d'un millimètre ; il brosse ensuite ses mains pendant deux minutes avec une brosse un peu dure dans une solution tiède de lysol à 1 ou 2 % (le lysol, aussi antiseptique que l'acide phénique, est moins escharotique ; il fait une solution savonneuse et nettoie parfaitement les mains), puis il termine par un lavage à l'eau. (Durée totale : 4 minutes.)

Entre les opérations ou consultations, lavage des mains à l'eau de savon et brossage des doigts et des ongles pendant une demi-minute ou une minute.

Si la bouche de l'opéré était malpropre, lavage avec la solution de lysol à 2 1/2, 3 et même 4 % suivant les indications.

Si le client était syphilitique, nettoyage complet

des mains d'après la méthode de Furbringer ou de Kelly.

La méthode de Furbringer comprend :

1º Le nettoyage à sec des ongles pour enlever les matières visibles ;

2º Le brossage des mains, surtout des ongles, avec du savon et de l'eau tiède pendant une minute ;

3º Lavage dans de l'alcool ;

4º Lavage à la brosse pendant une minute dans une solution de sublimé à 0,2 % ou dans une solution phéniquée à 3 %.

Cela exige dix minutes environ.

Pour la stérilisation des instruments, l'auteur indique l'ébullition dans l'eau avec 1 à 2 % de carbonate de soude pendant trois minutes pour les excavateurs et cinq pour les daviers.

Il a même fait construire un appareil servant à cet usage, mais il l'a abandonné depuis qu'il a constaté qu'une solution à 4 ou 6 % d'acide phénique, de lysol ou de trichlorphénol suffit pour stériliser d'une manière complète les instruments mécaniquement propres en une demi-heure.

Pour cela, deux séries complètes d'instruments sont nécessaires, et il y en a toujours une dans la solution antiseptique, à laquelle on ajoute 1/2 ou 3/4 pour cent de carbonate de soude pour empêcher la rouille. Une quantité plus forte affaiblit l'action antiseptique de l'acide phénique.

Si l'on remplace l'acide phénique par le *lysol*, l'addition du carbonate de soude devient inutile.

Les miroirs sont brossés avant d'être plongés dans le lysol, et il est nécessaire d'en avoir plusieurs pour ne pas être constamment à les nettoyer.

Pour les verres à boire, ils passent la nuit dans une solution de lysol à 3 pour cent, puis ils sont lavés parfaitement à l'eau.

Nous avons tenu à citer ce travail qui peut donner une idée de la stérilisation complète des instruments du dentiste et de l'asepsie opératoire.

Pour nous résumer, avant de faire une extraction on flambe le davier que l'on doit employer, de même que le davier à racines et les élévateurs dont on pourrait avoir à se servir par suite d'une complication opératoire. L'opération finie, lavage et brossage à l'eau froide des becs de l'instrument que l'on met à tremper pendant huit ou dix minutes dans la solution de lysol ou de phénol à 5 pour cent. On les essuie ensuite soigneusement et on les remet en

place. Faire de même pour les instruments à nettoyer.

Pour les excavateurs, on pourra se contenter de
les passer dans la solution de lysol et de les nettoyer
parfaitement après qu'on s'en est servi, ou mieux
d'en avoir deux séries dont une est dans le lysol
pendant que l'autre sert. D'ailleurs, les excavateurs
ne touchent guère que la dentine que l'on recouvre
le plus souvent d'un pansement antiseptique avec de
la créosote, du phénol, ou des essences de canelle,
de girofle, également très antiseptiques; par conséquent, les microbes qui pourraient être apportés
dans les cavités dentaires par les excavateurs ne
pourraient devenir nuisibles au contact avec le phénol pur ou la créosote, puisque nous avons vu précédemment que la solution à 5 pour cent les détrui-
sait dans l'espace de demi-heure.

Ces quelques moyens que nous venons d'indiquer sont très faciles à e.. .. .. nécessitent
pas un matériel coûteux .. .. .n effet, il
suffit d'avoir deux verr. .. .. s, un pour
l'alcool, l'autre pour la soluti.. .. .. .que, et une
lampe à alcool ou un petit bec Bunsen pour stériliser tous les instruments dont le dentiste peut avoir

à se servir. Les fraises, les forets et les meules à racines doivent être flambées. Les meules en corindon seront passées à l'alcool puis dans la solution antiseptique. L'alcool dissoudra la partie superficielle de la meule qui se compose de gomme laque dans laquelle le corindon ou l'émeri en poudre sont incorporés. Ce procédé donnera aussi un peu plus de mordant à la meule. Mais il ne faut pas prolonger le séjour dans l'alcool, car la gomme laque serait complètement dissoute en peu de temps; c'est pour la même raison que le flambage est inapplicable à ces meules que la chaleur ferait fondre.

En somme, le dentiste doit à tout instant se préoccuper de la propreté parfaite de ses instruments et de tous les objets qui peuvent se trouver en contact avec les muqueuses. En agissant ainsi, il ne fera que gagner au point de vue des résultats opératoires, en évitant les complications septiques qui se produisent si fréquemment après certaines extractions et qui sont dues le plus souvent à des instruments malpropres et à l'incurie de praticiens ignorants.

HYGIÈNE DE LA BOUCHE

HYGIÈNE DE LA BOUCHE.

Depuis quelques années, la connaissance des microbes pathogènes que l'on trouve dans la cavité buccale, même chez les individus sains, a donné une importance considérable à l'hygiène de la bouche au point de vue de la prophylaxie des maladies infectieuses.

Nous ne saurions mieux faire que de citer quelques extraits d'une communication faite par le Dr Vallin à l'Académie de médecine, à propos de l'antisepsie de la bouche et de la gorge en temps d'épidémie.

« La bouche est la porte d'entrée et le foyer de culture de presque tous les germes morbides qui existent dans l'air. Il est bien difficile que ces germes pénètrent directement dans les ramifica-

tions bronchiques; on les y trouve cependant, mais
exceptionnellement, presque tous sont arrêtés par
la boutonnière étroite du larynx, et bien avant le
larynx par les mucosités qui tapissent les fosses
nasales, la bouche, les amygdales et le pharynx.

Un grand nombre de ces germes sont avalés avec
la salive et détruits par les sucs gastriques quand
on est bien portant; parfois, cependant, l'infection
de l'économie a lieu par les voies digestives.

Mais souvent ils trouvent dans la bouche elle-
même, surtout lorsqu'elle est mal soignée, à la fois
un milieu de culture et une étuve à incubation. Ils
y pullulent, attendant une porte d'entrée directe ou
une diminution de résistance locale ou générale de
l'organisme pour envahir l'organe affaibli.

Il suffit de rappeler que MM. Roux et Yersin,
dans leurs belles études sur la diphtérie, ont exa-
miné les mucosités buccales de quarante-cinq en-
fants en traitement à l'hôpital des Enfants-Malades
pour des affections autres que la diphtérie; chez
quinze ou vingt d'entre eux ils ont trouvé dans la
salive la forme atténuée du bacille diphtérique,
forme atténuée qui peut reprendre sa virulence dans
des conditions de milieu favorables.

De son côté, M. Netter a montré, il y a peu d'années, qu'à la suite d'une pneumonie infectieuse, le
sujet guéri pouvait continuer à cultiver dans sa
bouche pendant plusieurs années le *pneumocoque*
de Pasteur-Fraenkel. D'après le même médecin, le
streptococcus et le *staphylococcus pyogenes*, qui
sont les agents de l'érysipèle, des suppurations et de
la septicémie, se rencontrent fréquemment dans la
bouche d'individus bien portants. Le nombre de
ces organismes pathogènes trouvés dans la bouche,
sur les amygdales et dans les fosses nasales de sujets sains, est aujourd'hui considérable : tant que
l'organisme offre une résistance suffisante, la santé
reste bonne; mais survienne une effraction, une
amygdalite, une angine, une bronchite, une pneumonie, celle-ci peut devenir infectieuse et promp-
tement mortelle, de la même façon que les poussiè-
res suspectes avec lesquelles le corps est depuis
longtemps en contact journalier, font naître un
érysipèle ou même la septicémie à l'occasion d'une
simple écorchure.

Le rôle de ces infections secondaires d'origine
buccale, au cours de maladies déjà graves par elles-
mêmes (fièvre typhoïde, pneumonie, pleurésie aiguë)

est certainement considérable, et la question mérite de sérieuses recherches.

Mais, que cette infection soit secondaire ou primitive, l'indication prophylactique est la même ; il faut pratiquer l'antiseptie des fosses nasales, de la bouche et du fond de la gorge, dans tous leurs replis, à l'aide de lavages répétés et prolongés.

Ces lavages peuvent être faits avec de l'eau additionnée de teintures aromatiques où prédominent les essences de cannelle, de citron, de badiane, etc., dont M. Chamberland et MM. Cadéac et Meunier démontraient, il y a peu de temps, les propriétés antiseptiques ; il faudrait y ajouter du salol, du naphtol, de l'acide phénique, qui ne sont ni toxiques ni capables d'altérer l'émail des dents.

L'hygiène de la bouche a aussi pour but, en dehors de la prophylaxie des maladies infectieuses, de préserver les dents contre l'invasion de la carie. Il est de toute évidence que l'on doit surtout l'exagérer pendant l'état de maladie, pour éviter les caries qui se produisent fréquemment après les maladies générales et surtout après la fièvre typhoïde. Elles ne sont que la conséquence du peu de soin que l'on a pris de la bouche des malades pendant des semaines

et des mois. Les débris épithéliaux qui se forment
en abondance, et qui ne sont pas enlevés par la
salive à cause de la sécheresse de la muqueuse buccale, s'accumulent près du collet, attaquent l'émail
de la dent par leur fermentation acide, et donnent
naissance à des caries en forme de sillons qui
siègent sur la face antérieure des dents.

Des lavages fréquents de la bouche, pendant la
maladie, avec une solution alcaline ou antiseptique.
le nettoyage des dents avec une brosse douce auquel
on pourra joindre le grattage de la langue, empê-
cheront ces caries de se produire.

En dehors de l'état de maladie, on doit, pour
éviter l'invasion de la carie dentaire, user du rince-
bouche toutes les fois que l'on aura pris des aliments. Si on laisse séjourner entre les dents des
parcelles alimentaires, leur fermentation finira par
attaquer l'émail, et la carie débutera par cette porte
d'entrée qui lui est faite.

On doit donc se rincer la bouche le matin, pour
enlever les mucosités et les débris épithéliaux
qui se sont déposés sur les dents pendant le som-
meil; on fera de même après chaque repas et avant
de se coucher, car ce sont là des soins de propreté

aussi utiles à la beauté des dents qu'à la pureté de l'haleine et à l'intégrité des fonctions digestives.

Mais en se rinçant la bouche on n'arrive pas à nettoyer suffisamment les interstices dentaires ; il est de toute nécessité de se servir pour cela d'une brosse en crins, plutôt dure que trop molle, que l'on trempe dans une solution antiseptique.

L'usage des brosses en caoutchouc et des linges mouillés doit être absolument proscrit, car ces derniers ne font que tasser dans les interstices dentaires les mucosités et les débris d'aliments qui se trouvent sur la surface des dents. Ces moyens sont donc plus nuisibles qu'utiles, puisqu'ils réunissent toutes les conditions nécessaires pour faire naître des caries.

Nous avons vu, en effet, au début de cet ouvrage que les points d'élection de la carie se trouvaient aux interstices dentaires, un peu au-dessus du point de contact des dents, et dans les sillons des faces triturantes des grosses molaires, en somme aux endroits où les débris alimentaires ont plus de tendance à séjourner.

Ce sont par conséquent ces lieux d'élection de la carie qu'il faut surveiller avec le plus grand soin et maintenir constamment propres ; on y parviendra en faisant usage de la brosse.

La brosse ne doit pas être trop volumineuse pour pouvoir facilement parcourir l'espace situé entre les lèvres, les joues et les arcades dentaires, passer entre la langue et les dents de la mâchoire inférieure, de manière à atteindre sans effort les faces extérieure, intérieure et broyante des dents.

On doit brosser les dents transversalement, puis verticalement, pour nettoyer les interstices dentaires, que l'on peut aussi nettoyer avec des cure-dents en bois tendre, des fils de soie, ou des fils de caoutchouc, ainsi que le conseille le Dr Andrieu.

Malgré l'emploi répété de la brosse, les dents gardent souvent à leur surface des matières colorantes déposées par les aliments, la fumée du tabac, les préparations ferrugineuses, etc., qui leur enlèvent leur blancheur première. Aussi doit-on ajouter au frottement de la brosse l'effet mécanique produit par des matières pulvérulentes, telles que le carbonate de chaux, la pierre ponce, la magnésie calcinée.

On doit se servir de poudres finement porphyrisées pour ne pas rayer l'émail des dents ; on peut leur donner des qualités astringentes en y ajoutant du quinquina, du cachou, du ratanhia.

Nous allons donner quelques formules de poudres et d'élixirs dentifrices, ainsi que le titre de différentes solutions éminemment antiseptiques destinées à l'antisepsie buccale, qui sont à la fois actives et sans aucune action sur les tissus dentaires.

FORMULAIRE.

Poudre dentifrice antiseptique.

Poudre d'acide borique	10 grammes.
» de chlorate de potasse......	3
» de gaïac..................	6
» de carbonate de chaux......	16
» de carbonate de magnésie...	16
Essence de menthe...............	IV gouttes.

(LE GENDRE).

Poudre dentifrice antiseptique.

Carbonate de chaux.	40 grammes.
Carbonate de magnésie	30
Pierre ponce porphyrisée	10
Résorcine	2
Salol	4
Carmin	Q. S.
Essence de menthe anglaise	XX gouttes.

(L. Nux).

Elixir dentifrice.

Alcool de vin	1.000 grammes.
Essence de menthe	10
» de roses	2
» de néroli	2
» d'anis	1
Teinture d'orseille	Q. S.

(Andrieu).

Elixir dentifrice antiseptique.

Eau de botot...................... 1 litre.
Salol............................. 4 grammes.
Chloroforme......   10
                                   (L. Nux).

Elixir dentifrice antiseptique.

Acide phénique cristallisé....... 5 grammes.
Teinture d'iode.................. 10
Essence de citron............... 3
    »   de menthe 5
Alcool à 60° 1,000
                                (Codex.)

Collutoire antiseptique.

Eau chloroformée saturée......... 150 grammes.
Teinture de badiane............. 5
Eau............................. 145
                                (Lasègue).

Mixture contre la périostite.

Teinture d'iode .... 10 grammes.
Alcoolature d'aconit 5
Teinture de capsicum.......... ... 5
Teinture de belladone............. 2

(L. Nux).

Mixture odontalgique.

Créosote......)
Laudanum.... } ââ............... 2 grammes.
Chloroforme..)
Teinture de benjoin 10

(Magitot).

Mixture odontalgique.

Acide phénique alcoolisé...... 10 grammes.
Chloral hydraté 1
Chlorhydrate de cocaïne...... q.s. pour saturer.

On imbibe de ce liquide une boulette de coton à laquelle on fait adhérer un peu de chlorhydrate de morphine et on la place sur la partie de la pulpe exposée après avoir préalablement nettoyé la cavité avec de l'eau boriquée tiède et l'avoir séchée avec du coton hydrophile. On recouvre ce pansement d'une boulette de coton imbibée de teinture de ben- join ou de sandaraque.

(L. Nux).

Solutions antiseptiques pour l'hygiène de la bouche.

SOLUTION N° 1.

Bichlorure de mercure	$0^{gr}20$
Thymol......................	$0^{gr}20$
Eau distillée...................	500 grammes.

(MILLER, de Berlin).

SOLUTION N° 2 (antiseptique fort).

Acide thymique................	0^{gr}15
Sublimé.....................	0^{gr}80
Acide benzoïque	3 grammes.
Teinture d'eucalyptus	15 —
Alcool.....................	100 —
Essence de menthe poivrée	0^{gr}75

Il suffit d'en verser quelques gouttes dans un verre d'eau jusqu'à ce que l'eau devienne trouble.

(MILLER, de Berlin).

Les solutions suivantes, très actives, peuvent être employées sans danger pour l'émail des dents comme antiseptiques buccaux.

Elles ont été recommandées par M. H. Dellevic à la suite d'expériences nombreuses.

Sublimé à 1 pour 1.500.
Thymol à 1 pour 1,000.

Naphtol β à 1 pour 1,000.

Acide salicylique à 1 pour 350.

Saccharine à 1 pour 250.

Acide benzoïque à 1 pour 100.

(Bulletin médical).

Accidents de la dentition.

Chlorhydrate de cocaïne........... $0^{gr}10$

Sirop simple..................... 10 grammes.

Teinture de safran............... X gouttes.

(Vigier).

Odontalgique.

Chloroforme... ⎫
Menthol. ..... ⎭ ãã............... 5 grammes.

M. s. a. — Tamponner la cavité de la dent cariée, préalablement détergée des produits qu'elle peut contenir, avec une boulette de ouate hydrophyle imbibée de cette mixture.

Dans le même but et par le même procédé de pansement on peut employer la préparation suivante :

Cocaïne.............................. 0^{gr}15
Chloroforme.......................... Q. S.

On conseille aussi la pâte suivante, dans laquelle on associe les propriétés antiseptiques de la créosote aux vertus analgésiques de la morphine et de la cocaïne :

Chlorhydrate de cocaïne.. }
Chlorhydrate de morphine. } ãã............ 0^{gr}10
Créosote............................... Q. S.

pour une pâte de consistance crémeuse qu'on emploiera par le même procédé que la mixture précédente.

(*Rev. gén. de clinique et de thérapeutique.*)

Gargarisme antiseptique.

Phénosalyl pur.................... 1 gramme.
Glycérine....................... 25
Alcool de menthe................. 5
Eau....... 250

Se gargariser toutes les demi-heures. Ce gargarisme serait supérieur aux gargarismes au chlorate,
tant par son antiseptique que par l'effet rafraîchis-
sant et décongestionnant.

Solution antiseptique pour lavage des mains et stérilisation des instruments.

Phénosalyl. .... 10 grammes.
Eau. .... 1 litre.
  (N'a pas l'odeur désagréable du phénol.)

Dentifrice antiputride.

M. Magitot indique, dans le *Dictionnaire ency-
clopédique*, les préparations suivantes comme pouvant être utilisées seules ou associées à d'autres
dentifrices dans certains états fétides de la bouche,
avec ou sans lésion appréciable :

1º Silicate de potasse............ 2 grammes.

    Eau.......................... 1,000

    Thymol.................... . 2

2º Borax........................ 2 grammes.

    Eau.......................... 1,000

    Thymol. 1

(Progrès dentaire).

Elixir dentifrice antiseptique.

Résorcine... } ââ................ 2 grammes.
Salol. ...... }

  Faire dissoudre dans 100 grammes d'une eau dentifrice quelconque.

(VIGIER).

Prurit de la dentition.

Chlorhydrate de cocaïne........... 0ᵍʳ05

Bromure de potassium........... 0ᵍʳ50

Eau distillée .... 10 grammes.

Glycérine.................... 10

(BESNIER).

Gargarisme détersif.

Infusion de sauge.................. 125 grammes.
Borate de soude................... 6
Teinture de myrrhe............... 6
Sirop de mûres.................... 32

Liqueur contre les aphtes.

Borax en poudre.................. 5 grammes.
Tannin............................ 2
Glycérine......................... 60

Poudre contre la salivation mercurielle.

Cachou pulvérisé...... } ââ....... 15 grammes,
Quinquina jaune pulv. }
Tannin............................ 2
Alun.............................. 1
Essence de menthe................ Q. S.

                              (PANAS).

Dentifrice antiscorbutique.

Cachou...................... 25 grammes.
Myrrhe...................... 15
Quinquina gris. 8
Baume du Pérou. 6
Alcoolat de cochlearia............ 45
Alcool à 36°. 300

  M. s. a.

(COPLAND).

Gargarisme chloruré, antiseptique, désinfectant.

Chlorure de chaux liquide......... 12 grammes.
Mellite de roses................. 25
Eau distillée. 150

(GALLOIS).

Solution de chlorure de chaux alcoolisée
(pour la bouche).

Chlorure de chaux sec............ 12 grammes.
　　Faire dissoudre dans :
Eau distillée..................... 50
　　Filtrez et ajoutez :
Alcoolat de cochléaria. 50
Essence de menthe............... V gouttes.

Demi-cuillerée à café dans un verre d'eau pour se laver la bouche.

Pastilles contre la fétidité de l'haleine.

Café torréfié et pulvérisé.......... 75 grammes.
Charbon pulvérisé............... 25　　»
Acide borique pulvérisé.......... 25　　»
Saccharine..................... 0gr65
Teinture de vanille.............. Q. S.
　　F. S. A. des pastilles de 0gr70 chacune.

(SMITH).

Poudre dentifrice (A. Combe).

Craie lavée...................... 10 grammes.
Poudre d'iris...................... 20
Chlorate de potasse.............. 5
Essence de menthe et carmin....... Q. S.
  M.

Elixir odontalgique.

Eau distillée de menthe ⎫
  —   d'anis ⎬ ââ....... 10 grammes.
                    ⎭
Chlorhydrate de cocaïne........... 1
Eau de mélisse spiritueuse........ 5
Teinture de cochenille............ Q. S.

(AUDHOUI).

Mixture tonique et antiseptique.

Alcool de menthe.................   160 grammes.
Acide phéniqué pur cristallisé....   20
   M. S. A.

Quelques gouttes dans un peu d'eau tiède pour brosser les dents et rincer la bouche matin et soir.

(Monin).

Pastilles contre la mauvaise haleine.

Café en poudre....................   45 grammes.
Charbon végétal......   16
Sucre en poudre...................   15
Vanille...........................   15
Mucilage de gomme du Sénégal.....   Q. S.

M. pour faire des pastilles de 1 gramme (5 à 6 par jour).

(Cazenave).

Dentifrice pour les porteurs de pièces dentaires
(LŒRVE).

Alcoolé de cresson du Para......... 50 grammes.
Teinture de cachou ou de ratanhia. . 10 »
Thymol pur.,.... }
Essence de thym. } ââ 0ᵍʳ50
  M.

Vingt gouttes dans un demi-verre d'eau trois fois
par jour en gargarismes.

Dentifrice au salol (VENCKI).

Eau de menthe poivrée.............. 5 parties.
Girofle. .... }
Ecorce de cannelle de Ceylan.. } ââ. . 10
Teinture d'anis étoilé......... }
Alcool. 100
Poudre de cochenille.............. 5

Laisser digérer la masse pendant huit jours, filtrer
et ajouter salol très pur 2ᵍʳ05.

Gargarisme contre l'ébranlement des dents
(QUINCEROT).

Tannin..........................	8 grammes.
Teinture d'iode...................	5
Iodure de potassium..............	1
Teinture de myrrhe.	5
Eau de roses.................... .	200

   M. S. A.

Élixir dentaire (MONIN).

Alcoolé de romarin....		
Teinture de vanille....	ââ........	30 grammes.
— d'eucalyptus .		
— de thym...................	20	
Acide borique....	10	
Essence de girofle.	4	
Carmin........................	3	
Acide chlorhydrique fumant........	2 gouttes.	

   M. S. V.

Une cuillerée à café dans un demi-verre d'eau
tiède.

Formule du Dr David.

Eau distillée.....................	100 grammes.
Essence d'anis............. ..,.	10 gouttes.
» de menthe..............	. 5
Hydrate de chloral.	1 gramme.

    M. S. A.

Sensibilité des dents et gencives.

    Un remède simple, agréable et actif consiste dans la mastication de fragments d'écorce de cannelle de bonne qualité.

Dentifrice des goutteux.

Craie précipitée...................		10 grammes.
Poivre cubèbe........	} ăă........	5
Bicarbonate de soude.		
Essence de menthe...............		5 gouttes.

    M.   (POINSOT).

Fétidité de l'haleine (MONIN).

Infusion de sauge.. .... 250 grammes.
Glycérine pure................... 30
Teinture de myrrhe.. ⎱
 » de lavande.. ⎰ àà........ 12
Liqueur de Labarraque........... 30

Pour lavages de la bouche.

Autre formule.

Eau distillée de menthe poivrée.... 500 grammes.
Hydrolat de laurier-cerise......... 60
Borate de soude.................. 25
Essence de menthe............... 20 gouttes.
 M. S. A.

Pour gargarismes et rinçages buccaux.

Gargarisme antiseptique.

Acide borique................... 2 grammes.
Teinture de quinquina........... 20
Décoction de quinquina.......... 250
     Ajoutez :
Alcool camphré.................. 10
Sirop citrique.................. 30
  F. s. a.

Teinture odontalgique.

Camphre pulvérisé............... 6 grammes.
Pyrèthre pulvérisé.............. 8   »
Opium pulvérisé................. 2   »
Essence de girofle.............. 1   »
Alcool.......................... 100   »
  M. s. a.

                (BEAUDES).

Solution de cannabine.

Cannabine........................... 1 gramme.
Alcool.............................. 9   »
   Pour badigeonner la gencive avant l'avulsion d'une dent.

Poudre dentifrice (Codex).

Charbon pulvérisé.................. 20 grammes.
Quinquina gris pulvérisé........... 10   »
Essence de menthe.................   1
   M.
   Gingivite chronique.

Gargarisme contre la stomatite ulcéro-membraneuse.

Chlorate de potasse.. .... 6 grammes.
Alcoolat de cochléaria............. 30
Sirop de quinquina................   60
Décoction de quinquina............   250
                (JACCOUD).

Gargarisme analgésique.

Feuilles de coca.......... .... 2 grammes.
Eau bouillante................... 200
     Laissez infuser, passez et ajoutez :
Chlorhydrate de cocaïne.......... $0^{gr}30$
Miel rosat..................... 20 grammes.

Potion hémostatique.

Seigle ergoté................... 4 grammes.
     Faire infuser dans :
Eau bouillante.................. 100   »
Sirop de digitale............... 20   »
Sirop de ratanhia.............. 20   »
   M. Par cuillerée toutes les demi-heures.

Coton hémostatique.

Coton en rame..... .... Q. V.
Solution offic. de perchlorure de fer........ Q. S.

                (JORDAN).

Potion hémostatique.

Perchlorure de fer............... 1 à 4 grammes.
Eau de Rabel.... .... 2 à 5
Sirop d'opium.......... 30
Eau...................... 120

Odontalgique.

Teinture de coca.................... 8 grammes.
Methylal........................... 2

Mixture odontalgique.

Extrait d'opium .... 1 gramme.
Camphre........................... 0gr50
Alcool .... ⎫
Essence de girofle.... ⎬ ââ.......... 5 grammes.
Teinture de myrrhe. ⎭

Mixture odontalgique.

Chlorhydrate de morphine................ . 0gr50
Acide acétique........................ . 0gr10
Créosote 0gr50
Chloroforme....................... 10

(EWALD).

Gargarisme calmant.

Têtes de pavot concassé.......... n° 2.
Graine de lin .... 5 grammes.
    Faire bouillir dans :
Eau..................... 1,000
    Passez, ajoutez :
Sirop de miel 20

Elixir antiodontalgique.

Teinture de pyrèthre. ⎫	
» de gaïac.... ⎬ āā .... 30 grammes.	
» de cannelle .... • 20	
Acide salicylique................ 5	
Eau de Botot.. 200	

Mixture antiodontalgique.

Teinture de pyrèthre... ⎫	
» d'opium...... ⎬ āā .... 4 grammes.	
Essence de girofle. .... ⎠	
Camphre........................ 2	

Gargarisme astringent.

Roses rouges,................   5 grammes.

Infuser dans :

Eau bouillante.   150

Passez, ajoutez :

Miel rosat................   30

Gargarisme antiseptique.

Chlorure de soude............ 20 à 50 grammes
Décoction de quinquina....... 90
Sirop d'écorces d'oranges. 30

Gargarisme antiseptique.

Gargarisme émollient............ 250 grammes.
Hyposulfite de soude. 20

Elixir dentifrice.

Teinture de ratanhia... ⎫
Teinture de quinquina.. ⎬ àà. .... 10 grammes.
Alcool de menthe............... 100
    F. s. a.

Odontalgique.

Camphre. ⎫
Chloral. . ⎬ àà..................... 5 parties
Cocaïne. 1

       (GSELL-FELS.)

Elixir antiseptique.

Teinture de ratanhia. ....   10 grammes,
Alcoolat de cochléaria...   50
Thymol. ....   0^{gr}50
Essence de menthe...............   X gouttes.

(DREYER-DUFER.)

Dentifrice.

Salol.....................   0^{gr}50
Alcool......................   100 grammes.
Teinture de cannelle........   3
Essence de menthe............   0^{gr}10

(SCHEFF.)

LISTE DES DAVIERS NÉCESSAIRES POUR L'EXTRACTION DES DENTS [*].

Chaque davier porte sur une de ses branches un numéro d'ordre qui correspond aux figures des catalogues des marchands de fournitures pour dentistes. Les numéros d'ordre de tous ces catalogues sont les mêmes que ceux du catalogue de Ash, d'après lequel ils ont été faits. Aussi n'y a-t-il pas d'erreur possible si, pour se procurer un davier, on a le soin d'indiquer exactement son numéro.

Nous pensons éviter aux médecins des recherches inutiles en leur donnant ici les numéros des daviers les plus employés dont nous avons parlé dans le courant de l'ouvrage.

Mâchoire supérieure.

1º Un davier droit pour incisives et canines.....
.... nº 1 du catalogue de Ash.

[*] Tous ces daviers sont de forme anglaise.

2° Davier pour bicuspides supérieures. ...   n° 7

3° Davier pour grosses molaires supérieures, côté droit......................................   n° 17

4° Davier pour le côté gauche...........   n° 18

5° Davier à dent de sagesse pour les deux côtés. ....   n° 19

6° Davier baïonnette pour racines du haut.   n° 51

Dents inférieures.

1° Davier à racines du bas (bec de faucon) pouvant aussi servir pour les incisives et les canines des deux côtés. ....   n° 74

2° Davier bec de faucon pour les prémolaires inférieures, à bords sous-alvéolaires, pouvant servir pour les deux côtés......................   n° 81

3° Davier bec de faucon, pour grosses molaires inférieures, servant pour les deux côtés. ...   n° 73

4° Un davier à dents de sagesse pour les deux côtés..................................   n° 79

Nous faisons remarquer en passant que tous ces becs de faucon ont une articulation à goupille. Nous les avons indiqués de préférence à ceux dont les branches sont unies par une vis, car tout en ayant les mors de la même longueur que ces derniers, ils sont plus bas grâce au mode d'articulation et sont d'un emploi plus facile lorsque le client éprouve de la difficulté pour bien ouvrir la bouche.

Avec la série de daviers que nous venons d'énumérer, on peut faire la plupart des extractions.

Nous indiquons, en outre, comme pouvant rendre des services :

Un davier à becs allongés pour les racines antérieures du haut, et surtout pour celles des bicuspides. . . . . n° 41

Un davier pince coupante pour séparer les racines de grosses molaires supérieures pouvant servir pour les deux côtés. . . . . n° 82

ÉLÉVATEURS.

Élévateurs droits. — Il existe un modèle de Coleman, droit, avec un manche carré.

L'élévateur n° 11 de la série de White est aussi très commode. Son manche est en forme de poire.

Il y a des élévateurs courbes de Thompson et de Coleman chez les fournisseurs. Ceux de M. Aujubault ne sont pas dans le commerce. M. Franchette a fait une série d'élévateurs droits et de langues de carpe fort commodes.

Les élévateurs qui se rapprochent le plus de ceux de M. Aujubault sont ceux de Cartwright et de Coleman.

Comme nous l'avons dit en parlant du maniement des élévateurs, ces instruments doivent être choisis de façon que l'opérateur puisse les avoir bien en main. Aussi nous n'insistons pas davantage sur ce sujet puisque nous en avons déjà parlé.

La langue de carpe est assez connue pour que nous n'ayons pas besoin de la décrire. Disons-en passant que sa palette ne doit être ni trop épaisse ni trop large, tout en ayant une solidité suffisante.

Nous en avons fini avec la description des instruments nécessaires au médecin pour faire des extractions.

Il doit posséder, en outre, un miroir dentaire pour examiner les dents, une sonde courbe pour explorer les cavités et établir son diagnostic sur le degré de la carie, et une paire de precelles, petites

pinces à pointe recourbée, pour faire des pansements.

Ces instruments lui suffiront pour soulager quelques malades, pour leur indiquer le traitement
rationnel qu'ils doivent suivre et leur conserver
ainsi beaucoup de dents sans recourir d'emblée à
l'extraction.

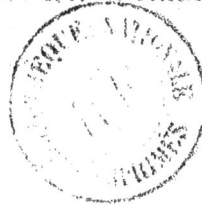

TABLE DES MATIÈRES.

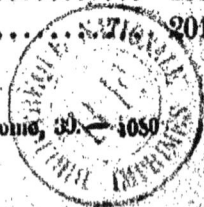

Toulouse, Imp. DOULADOURE-PRIVAT, rue St-Rome, 39. — 1050

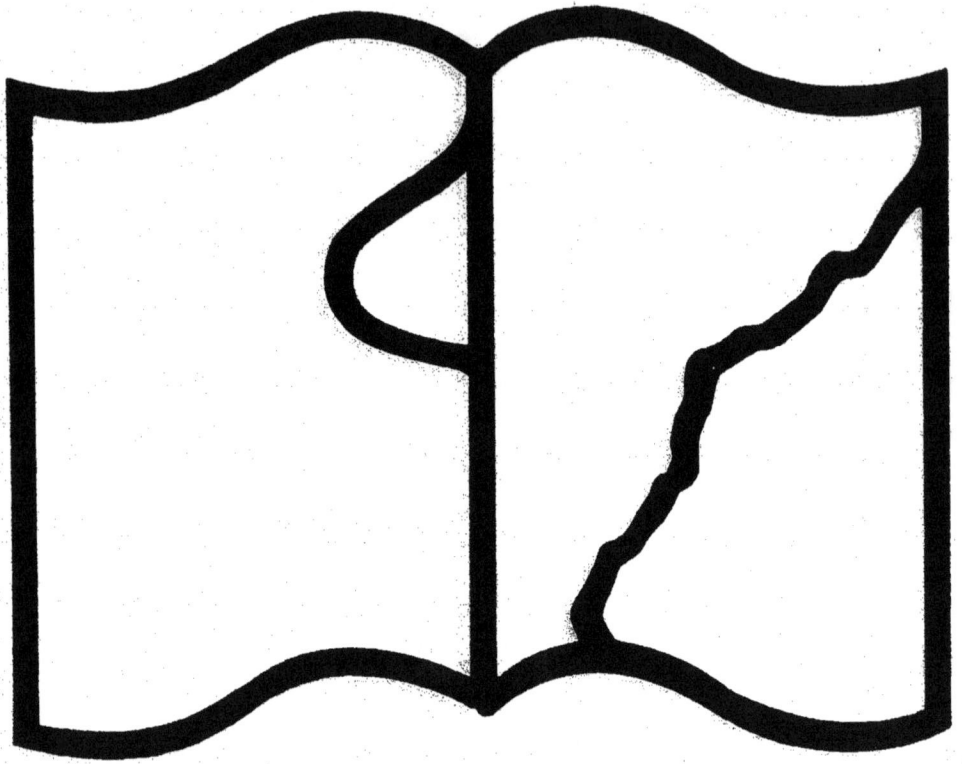

Texte détérioré — reliure défectueuse

NF Z 43-120-11

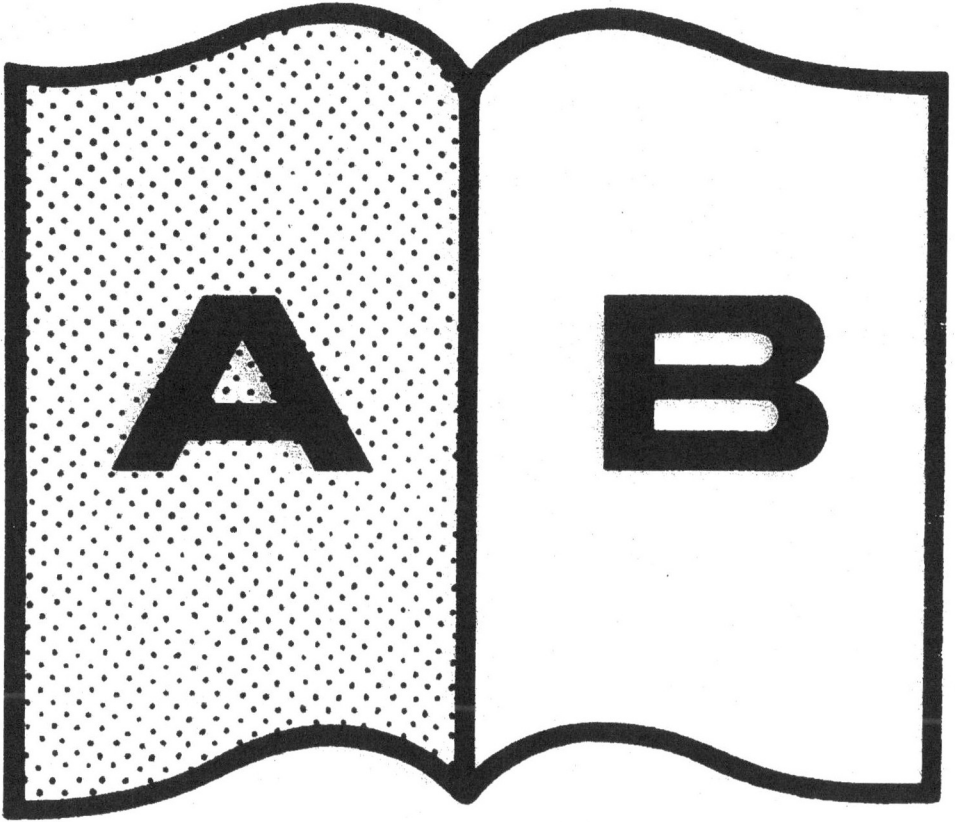

Contraste insuffisant

NF Z 43-120-14

www.ingramcontent.com/pod-product-compliance
Lightning Source LLC
Chambersburg PA
CBHW072309210326
41519CB00057B/3128